やせる！
きれいになる！
炭酸生活

前田眞治
国際医療福祉大学 大学院教授

幻冬舎

今日から炭酸生活をはじめましょう

ビール、ジュースでは昔からおなじみだった炭酸ドリンク。

最近ではノンシュガー、ノンアルコールのピュアな炭酸水がコンビニやスーパーでも売られるようになってきました。

じつは私の専門分野はリハビリテーションです。療養中の患者さんが回復するために、何が有効かを研究しています。そこで20年以上前に出会ったのが炭酸水でした。

炭酸水は水に二酸化炭素が溶け込んだものです。二酸化炭素は人の体のなかにもあるものですから、体内に入れても安全な物質。炭酸水を飲むのはもちろん、体につけたりすると、血管拡張効果、壊れた組織の修復効果、免疫力を上げる効果など、さまざまな効果があることが科学的に証明されています。

最近では、美容業界でも注目の的。ヘアケア、スキンケアに威力を発揮することがわかってきました。

私は、炭酸水の素晴らしい効果をたくさんの人に味わってもらいたいと思っています。ぜひ今日から炭酸生活をはじめましょう。

手軽に、安価で手に入るペットボトルの炭酸水1本で、胃腸がすっきり。体調もアップします。

シャンプー時に使えば髪がサラサラになります。洗顔やスキンケアに使えば、肌のターンオーバーがスムーズになり、みずみずしい肌に生まれかわります。

また、炭酸水のお風呂につかれば、疲労がとれ、エネルギーも消費。スマートで若々しく美しいボディへとかわっていくことでしょう。

本書では、飲む、つける、つかる、3種類の美しくなる方法を紹介しています。炭酸水の正しく効果的な使い方をマスターして、輝く健康美を手に入れてください。

Dr. 炭酸　こと

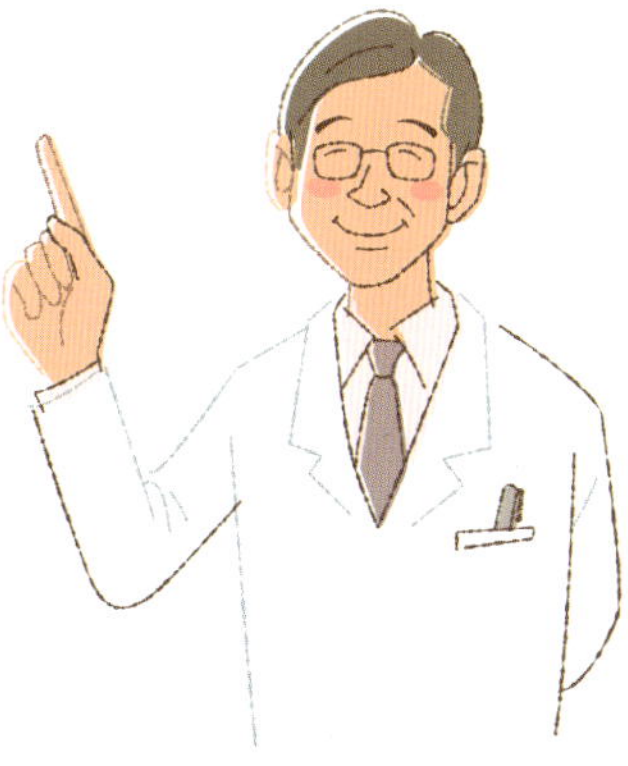

国際医療福祉大学
大学院教授
前田眞治

美肌　美髪　美ボディ

「飲む」「つける」「つかる」で ここまでかわる 炭酸水・驚きの13の効果を公開

炭酸水は水に二酸化炭素が溶け込んだものです。飲むだけでなく、洗ったり、つけたり、ぬったり、つかったり……使い方次第で健康、ダイエット、美肌、美髪など私たちの体に驚くべき美容効果を発揮します。

№ 1

医学界でも効果は証明

天然炭酸泉が豊富なヨーロッパでは、昔から炭酸水が医療に使われていました。日本でも最近、高血圧や整形外科での治療に効果があると認められて、医療施設で活用されています。

№ 2

血行促進・新陳代謝が活発に

炭酸水にふくまれる炭酸ガス（二酸化炭素）は、内臓はもちろん、皮膚からもとり込まれます。血管の内側を刺激して血管拡張ホルモンが分泌。血行がよくなり、新陳代謝が活発に。

№ 3

便秘解消で体調がよくなる

炭酸水を飲むと、胃腸の血管が刺激を受けて、胃腸の動きそのものが活発になります。便秘も解消され、老廃物の排出もスムーズになり、体全体の調子がアップします。

№ 4

消化＆吸収がスムーズに

目的に合わせて飲み方をかえることで、食べすぎを防いだり、消化＆吸収をスムーズにしたり。習慣的に飲みつづけると、便秘知らずの、健康的なやせ体質に改善できます。

Drink

体のなかに
炭酸水をとりいれると、
胃腸が活発に働き、
体調もアップ

№ 5

炭酸ガスで食べすぎ防止

食前にまとまった量の炭酸水を飲むと、炭酸水と炭酸ガスで胃が満たされます。満腹中枢が刺激されて、おなかがいっぱいの感覚に。食べすぎを防いでくれます。

「炭酸水を効果的に飲むには？」► P19

炭酸水をつけると
洗浄効果や血行促進効果が。
洗い流すだけで
美肌＆美髪になる

№ 6

炭酸ガスが皮膚から浸透

炭酸ガス（二酸化炭素）は自然のなかにも私たちの体内にもある安全な物質。炭酸水を体につけると、皮膚から浸透して細胞に影響を与えます。しだいにイキイキと活発な細胞に変身。

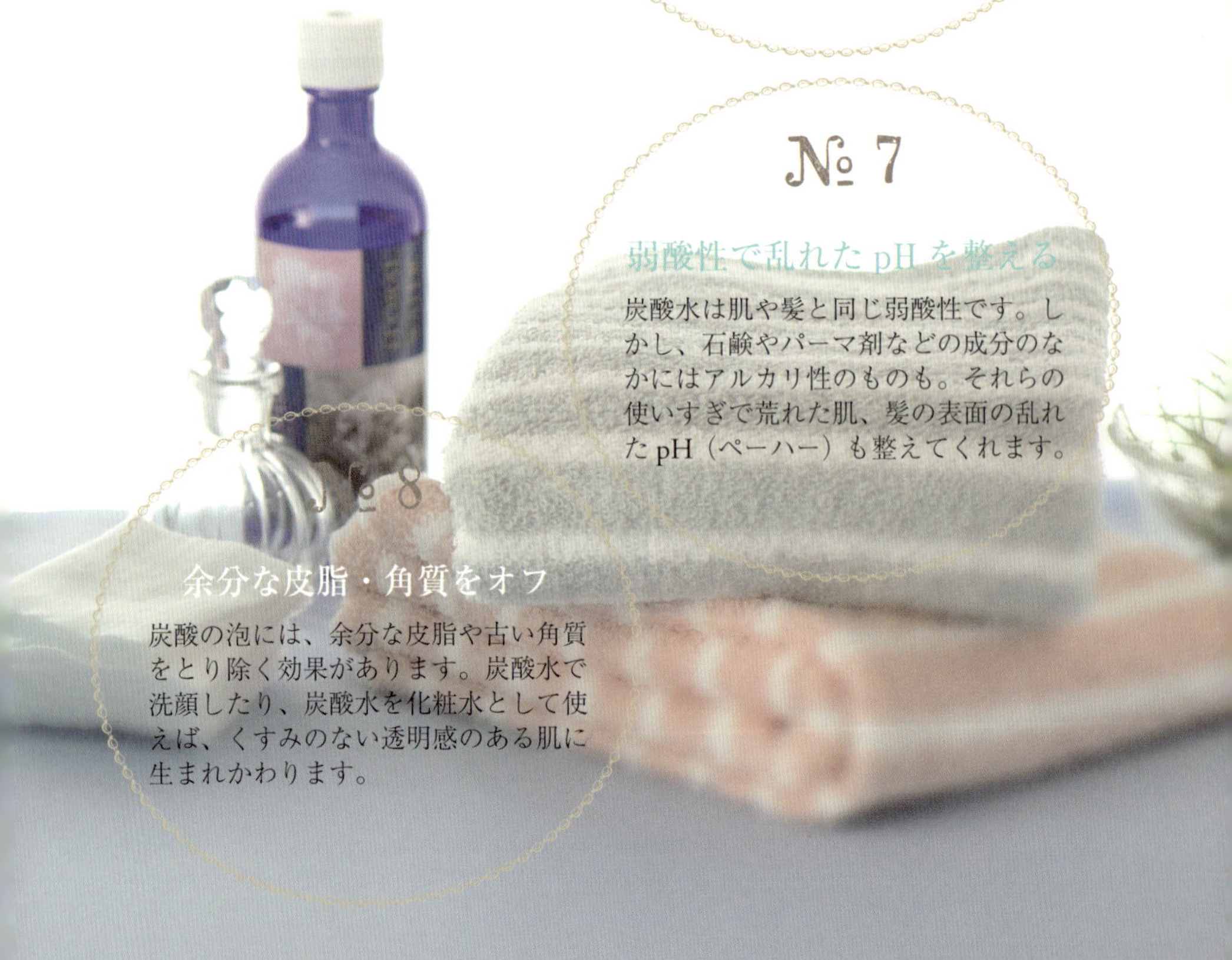

№ 7

弱酸性で乱れたpHを整える

炭酸水は肌や髪と同じ弱酸性です。しかし、石鹸やパーマ剤などの成分のなかにはアルカリ性のものも。それらの使いすぎで荒れた肌、髪の表面の乱れたpH（ペーハー）も整えてくれます。

№ 8

余分な皮脂・角質をオフ

炭酸の泡には、余分な皮脂や古い角質をとり除く効果があります。炭酸水で洗顔したり、炭酸水を化粧水として使えば、くすみのない透明感のある肌に生まれかわります。

Skin & Hair Care

№ 9

毛穴がきゅっとひきしまる

炭酸水にはアストリンゼン効果（収れん作用）があり、収れん化粧水のようにひきしめてくれます。つけると肌がひきしまり、ハリのある肌になります。

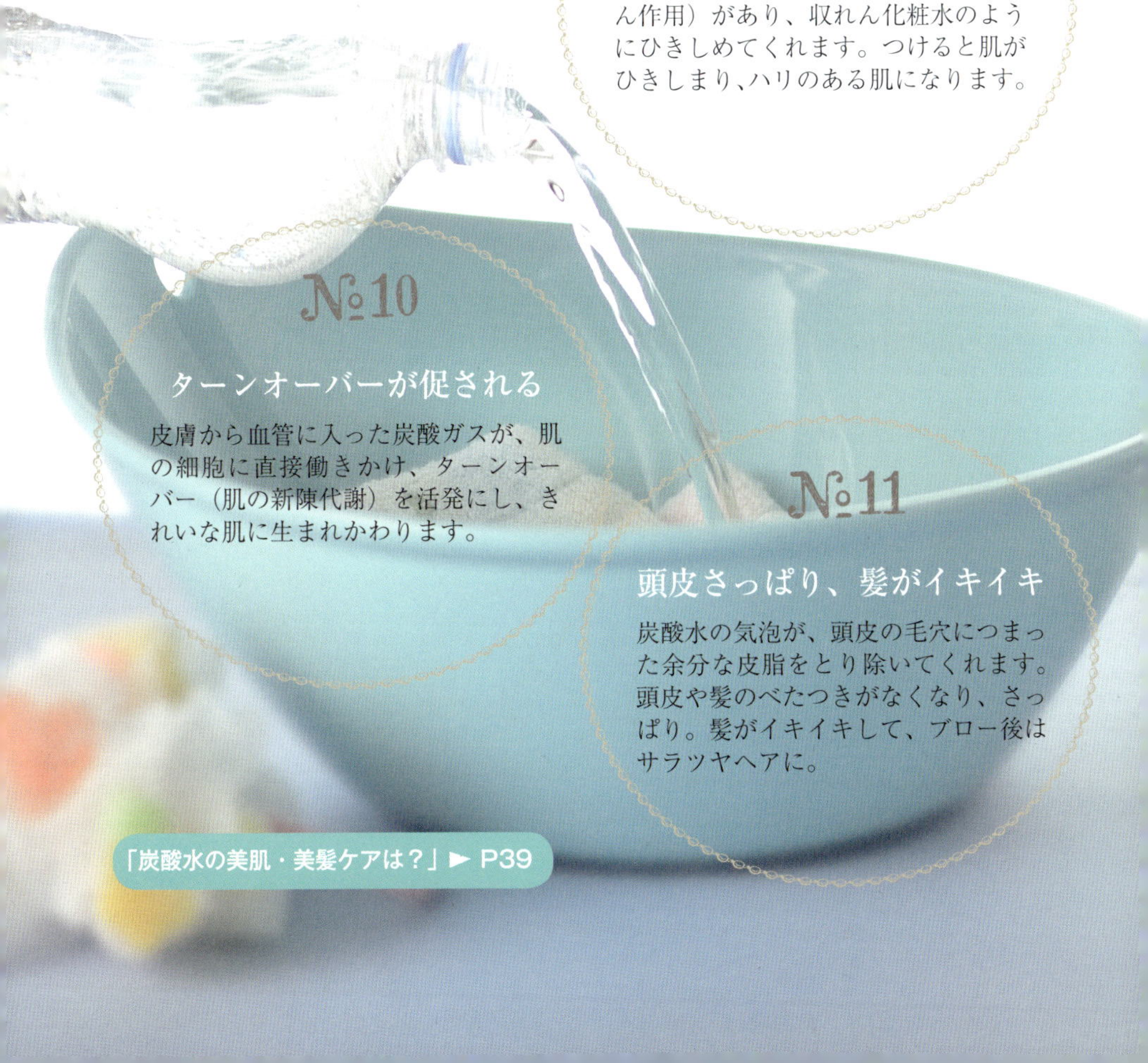

№10

ターンオーバーが促される

皮膚から血管に入った炭酸ガスが、肌の細胞に直接働きかけ、ターンオーバー（肌の新陳代謝）を活発にし、きれいな肌に生まれかわります。

№11

頭皮さっぱり、髪がイキイキ

炭酸水の気泡が、頭皮の毛穴につまった余分な皮脂をとり除いてくれます。頭皮や髪のべたつきがなくなり、さっぱり。髪がイキイキして、ブロー後はサラツヤヘアに。

「炭酸水の美肌・美髪ケアは？」► P39

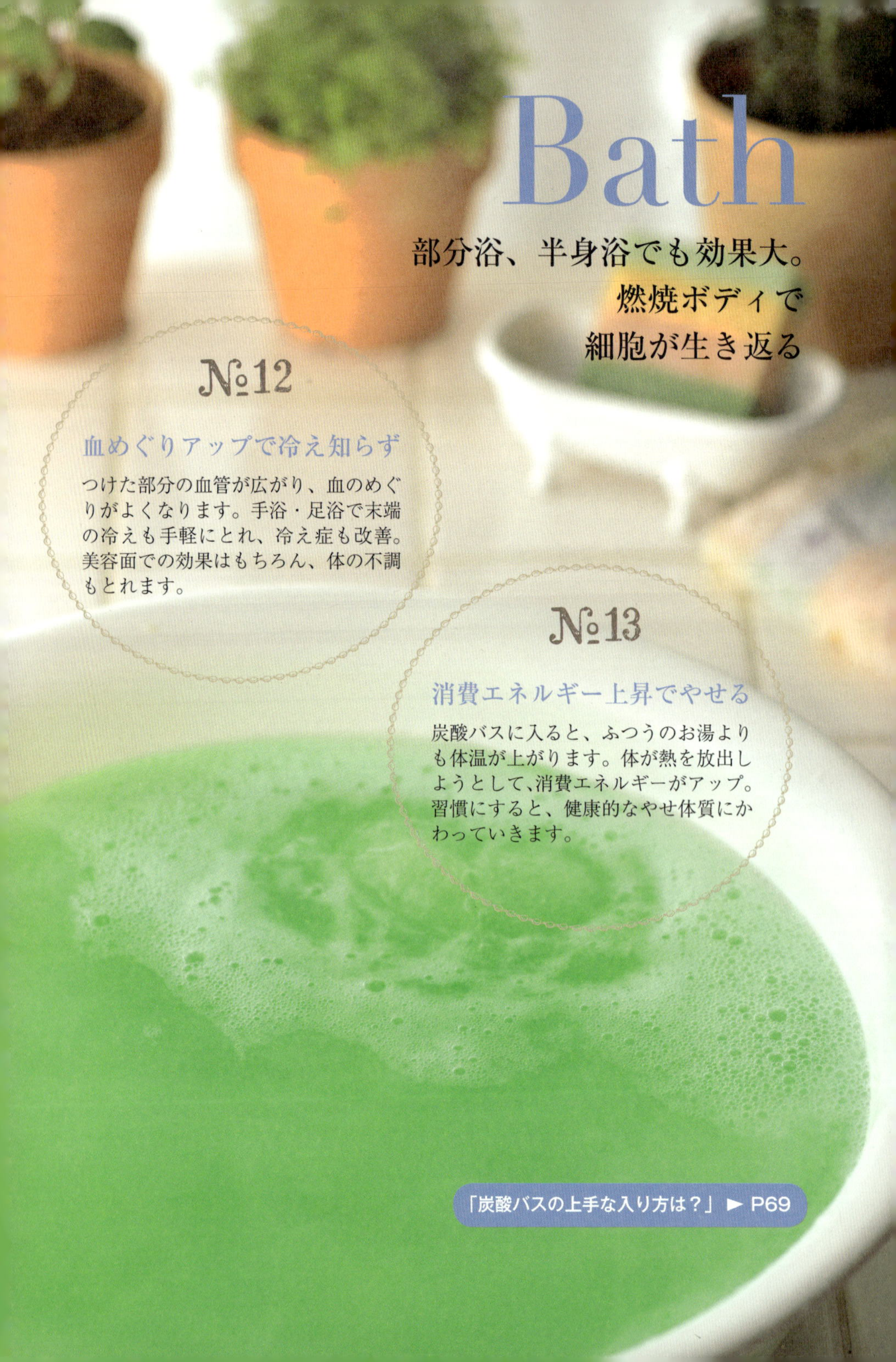

Bath

部分浴、半身浴でも効果大。燃焼ボディで細胞が生き返る

№12

血めぐりアップで冷え知らず

つけた部分の血管が広がり、血のめぐりがよくなります。手浴・足浴で末端の冷えも手軽にとれ、冷え症も改善。美容面での効果はもちろん、体の不調もとれます。

№13

消費エネルギー上昇でやせる

炭酸バスに入ると、ふつうのお湯よりも体温が上がります。体が熱を放出しようとして、消費エネルギーがアップ。習慣にすると、健康的なやせ体質にかわっていきます。

「炭酸バスの上手な入り方は？」 ► P69

飲むだけじゃない！
洗顔から部分浴まで

市販のペットボトル入り炭酸水でOK!

炭酸水を顔や髪につけたり、手浴や足浴をするときはペットボトルのピュアな炭酸水でOK。じつはペットボトル入りの炭酸水には超高濃度の炭酸ガスが溶け込んでいるため、もっとも高い炭酸効果が期待できるのです。

水＋
二酸化炭素
の飲料水用

ROCCHETTA
BrioBlu

ノンシュガー・
ノンアルコール

Dr. 炭酸が
ポイントを解説

炭酸水を高濃度にキープするための使い方のコツを紹介します！

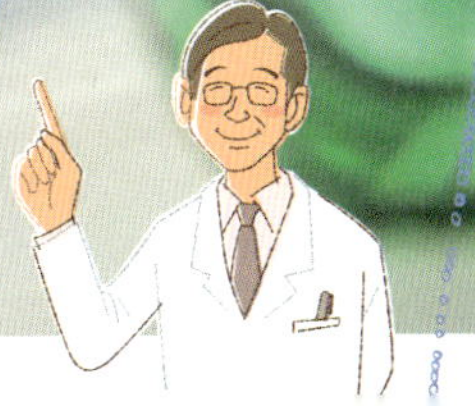

炭酸濃度のしくみを知って効果的に使いましょう

炭酸水とは、二酸化炭素が水に溶け込んだもの。効果のポイントは炭酸濃度。たとえば温泉なら、炭酸濃度が250ppm以上なら天然炭酸泉、1000ppm以上なら治療効果がある療養泉として認められています。市販のペットボトルは圧縮密閉され、3000～6000ppmもの超高濃度で炭酸ガスがふくまれているのです。炭酸の高濃度を保って使うと、美容効果も高まります。

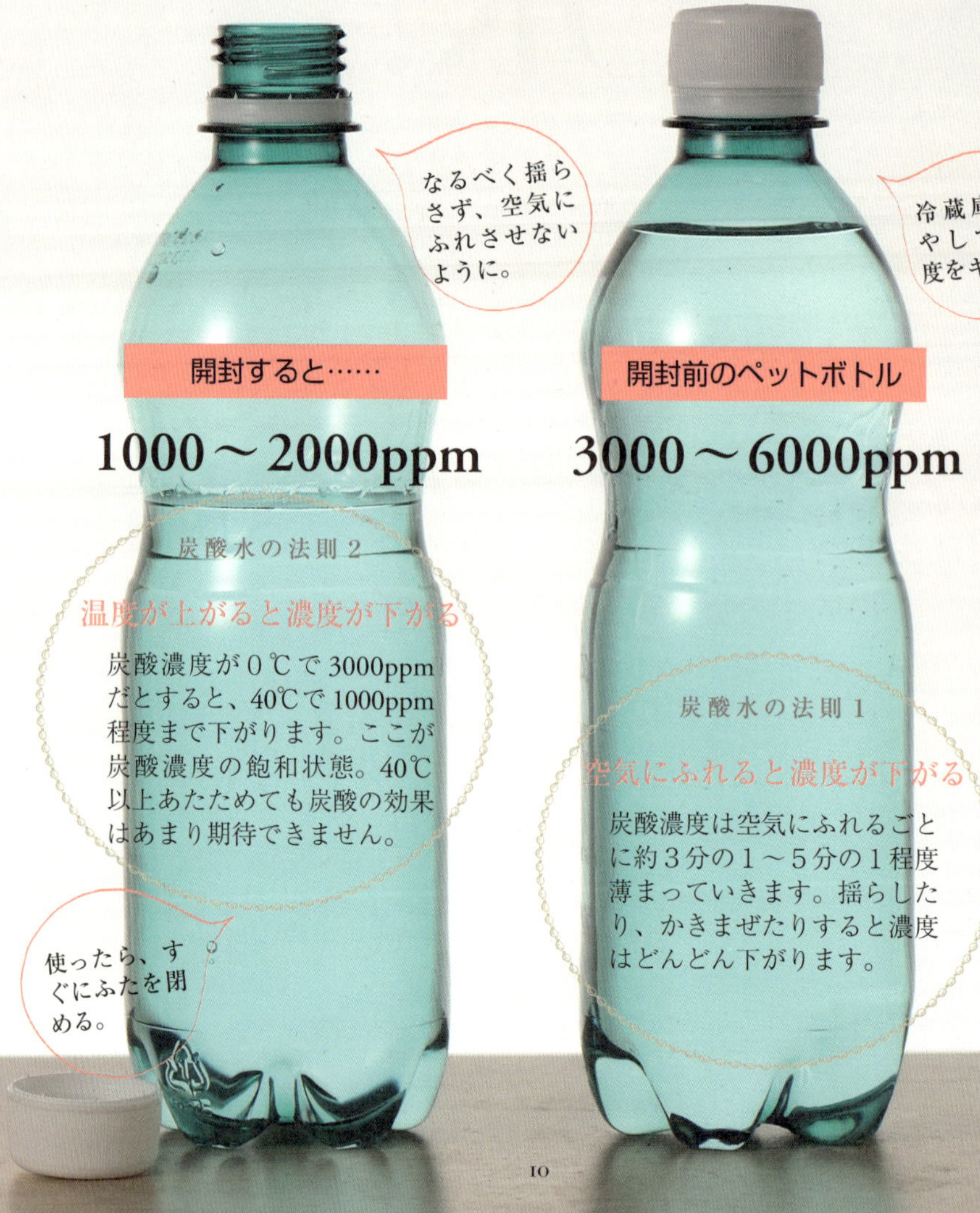

なるべく揺らさず、空気にふれさせないように。

冷蔵庫で冷やして高濃度をキープ。

開封すると……

1000～2000ppm

開封前のペットボトル

3000～6000ppm

炭酸水の法則2

温度が上がると濃度が下がる

炭酸濃度が0℃で3000ppmだとすると、40℃で1000ppm程度まで下がります。ここが炭酸濃度の飽和状態。40℃以上あたためても炭酸の効果はあまり期待できません。

炭酸水の法則1

空気にふれると濃度が下がる

炭酸濃度は空気にふれるごとに約3分の1～5分の1程度薄まっていきます。揺らしたり、かきまぜたりすると濃度はどんどん下がります。

使ったら、すぐにふたを閉める。

保存は冷蔵&冷凍で。置き場所や保存方法に注意

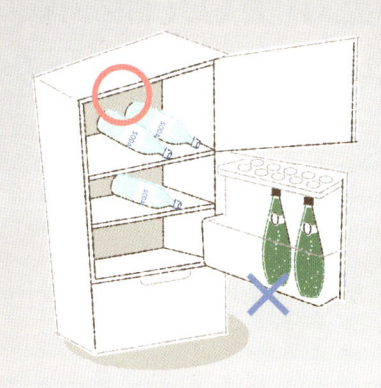

炭酸水の濃度をキープするには、低温で安定した場所に保存すること。冷蔵庫は4℃くらいなので高濃度が保たれます。保存するときはドアの開閉の揺れが伝わりにくい冷蔵庫の棚で。
冷凍するとさらに炭酸ガスは安定し、扱いやすくなります。ただしペットボトルのままでは破裂の危険も。よく冷やした高濃度の炭酸水を手早く製氷皿に移して冷凍しましょう（P29）。

炭酸水の法則3

泡の数や大きさは濃度と無関係

泡（気泡）は汚れや異物に反応して生じるもの。濃度とは無関係です。泡立っていなくても炭酸ガスが溶け込んでいれば濃度は同じです。

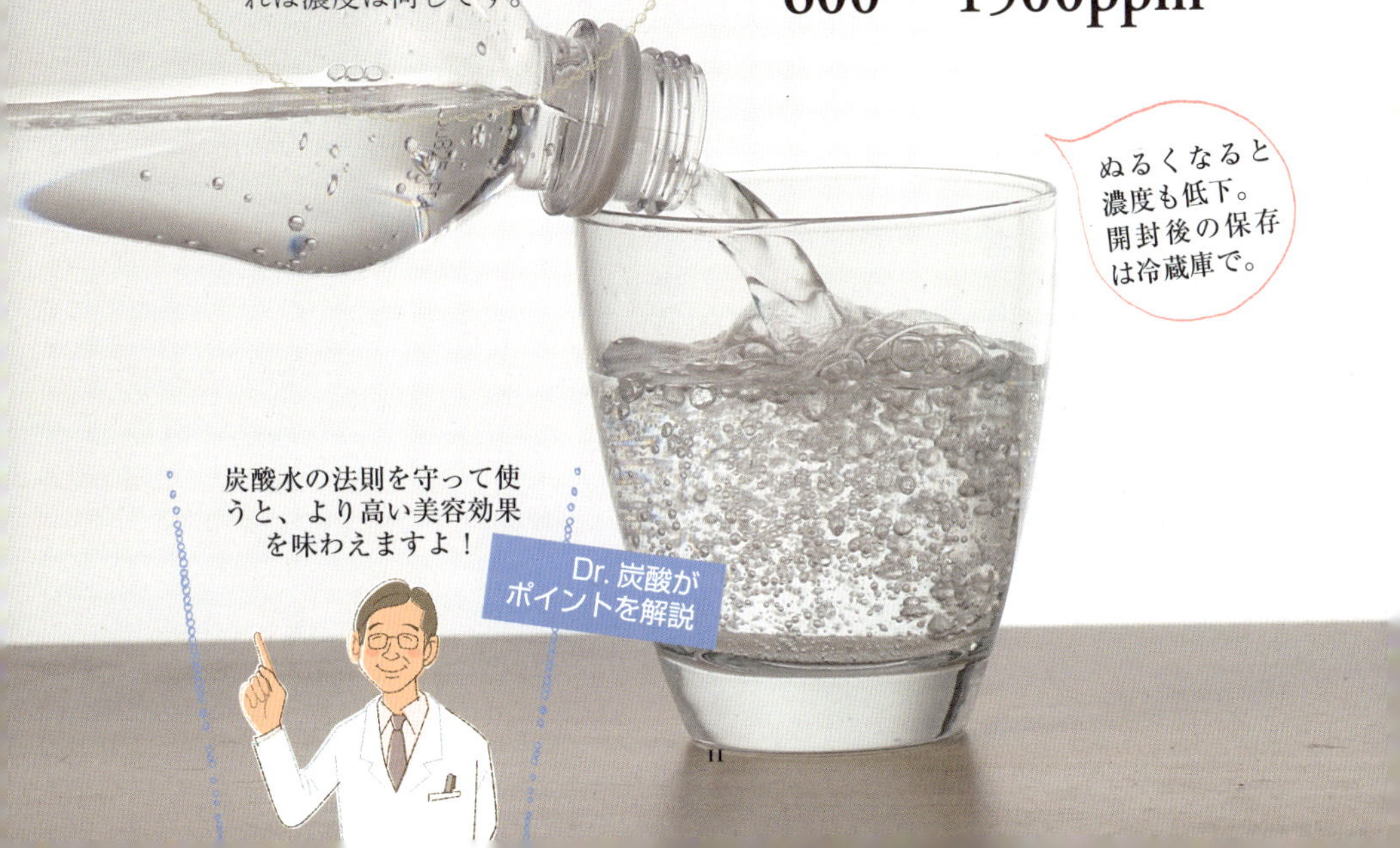

コップに移すと……

600〜1500ppm

ぬるくなると濃度も低下。開封後の保存は冷蔵庫で。

炭酸水の法則を守って使うと、より高い美容効果を味わえますよ！

Dr.炭酸がポイントを解説

ほしい美容効果に合わせて選ぶ！

ダイエットには硬水系炭酸水、肌につけるには軟水系炭酸水を

飲むなら

例）ヨーロッパ産炭酸水A社
（100mℓあたり）

ナトリウム	11.8mg
カルシウム	34.8mg
マグネシウム	10.8mg
カリウム	1.1mg
硬度	1302mg/ℓ

ダイエットや疲労回復に

ヨーロッパ原産の天然炭酸水にはマグネシウムやカルシウムといったミネラル分が多くふくまれています。代謝をスムーズにする効果があり、ダイエットや筋肉疲労の回復にも。

例）国産炭酸水B社
水（軟水）
炭酸水素Na
クエン酸

幅広く使える人工炭酸水

炭酸水素Naとは重曹。酸、水とまぜると炭酸水ができます。比較的安価で飲みやすいのが特徴。重曹の濃度の加減で肌荒れを起こす人も。肌につける際は少量で試してから。

つけるなら

例）国産炭酸水C社
水（軟水）
二酸化炭素

肌が弱い人はシンプルなものを

国産の真水（軟水）に、機械で炭酸ガスを溶け込ませただけの炭酸水。重曹を使ったものと比べて、肌が弱い人でも肌荒れの心配がないので安心。

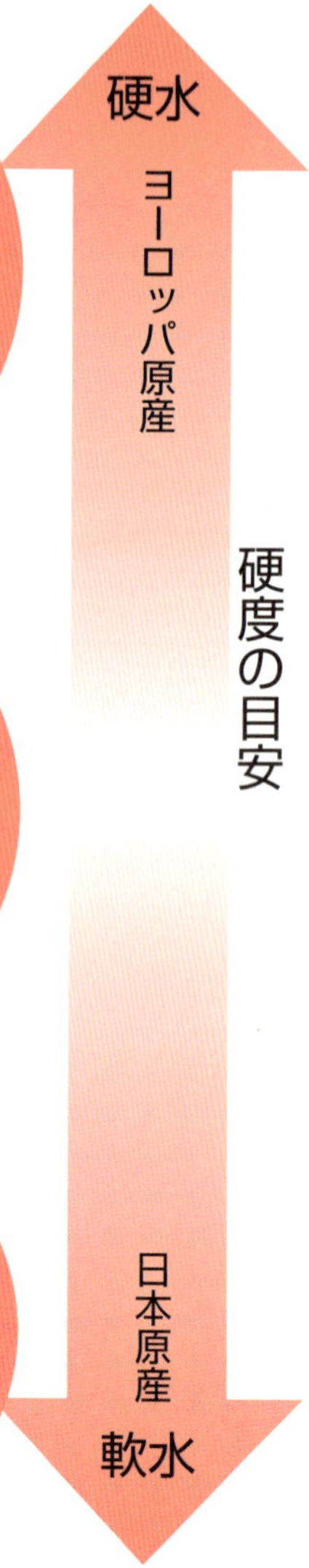

硬水
ヨーロッパ原産
硬度の目安
日本原産
軟水

まだまだある
手軽に活用できる

炭酸グッズ&施設

美容液やパックなど美容界でブーム

炭酸コスメ

洗顔料をはじめ、化粧水、美容液、パックなど、炭酸ガスが配合されたコスメが数多くリリースされています。炭酸効果だけでなく、保湿やその他の美容効果が期待できる成分が配合されていますから、成分や効果をチェックして。炭酸コスメは手づくりすることもできます（P59）。

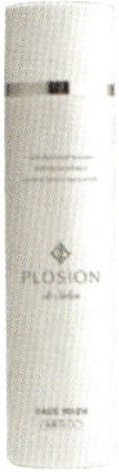

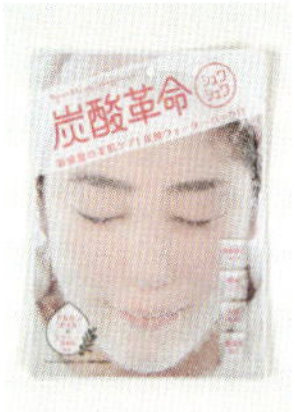

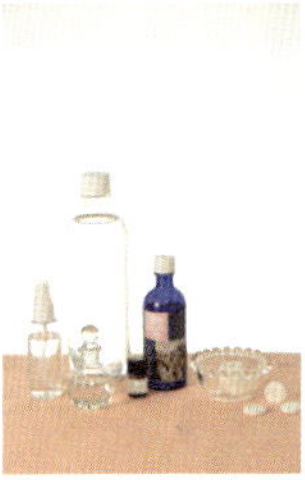

香りや濃度のバリエーション豊富

炭酸入浴剤

家庭で手軽に炭酸バスが楽しめる入浴剤が人気。浴槽に1回分の炭酸入浴剤を入れると、炭酸濃度は100ppm程度上昇。保温成分や香り成分が配合されているものも。重曹と酸に好みのアロマオイルをまぜて、自分で炭酸入浴剤をつくることもできます（P84）。

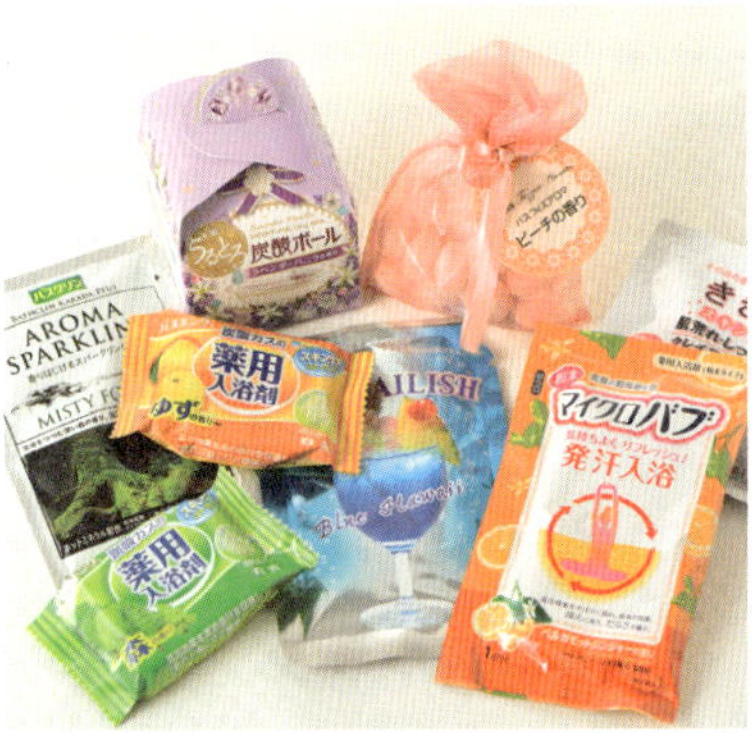

高濃度の温泉でアンチエイジング

炭酸泉

温泉大国・日本には、各地に天然の炭酸泉が。天然炭酸泉は炭酸濃度が250ppm以上。また病気療養にも使われる人工炭酸泉（スーパー銭湯など）は1000ppmと高濃度の炭酸入浴が楽しめます。細胞修復効果があり、アンチエイジングの期待も大。

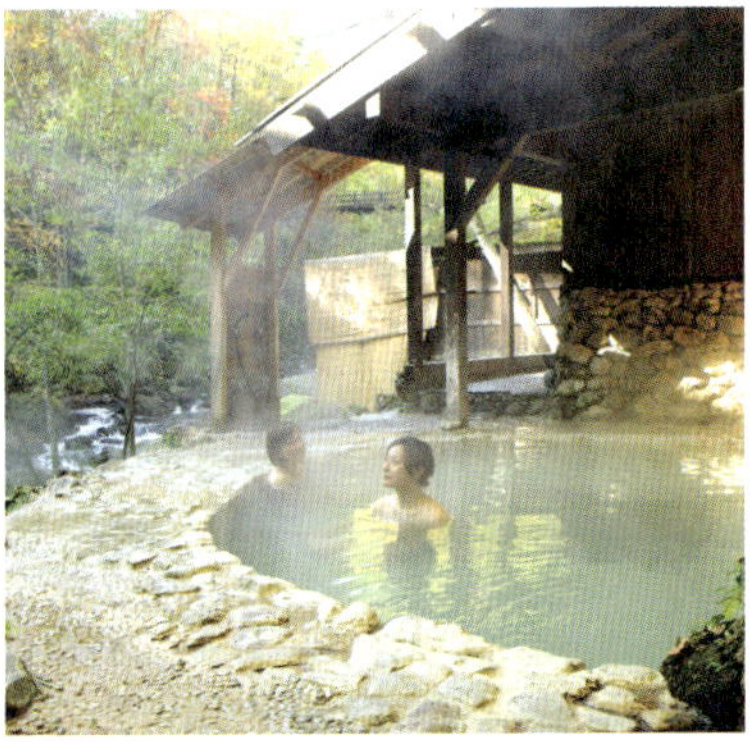

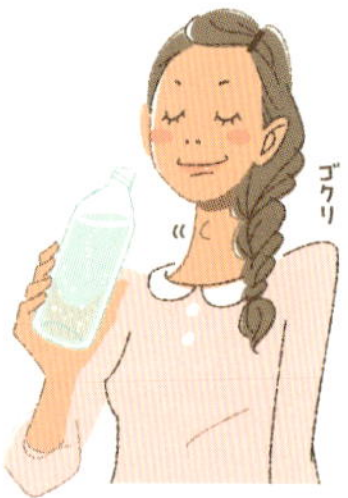
ゴクリ

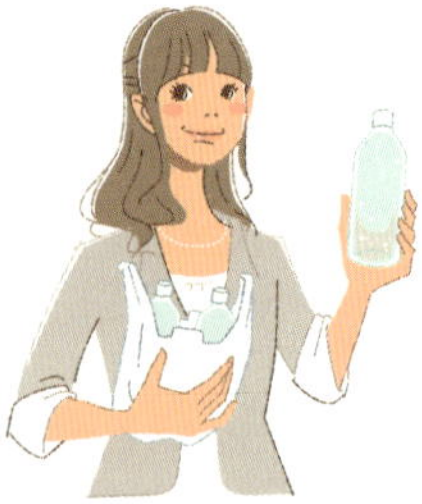

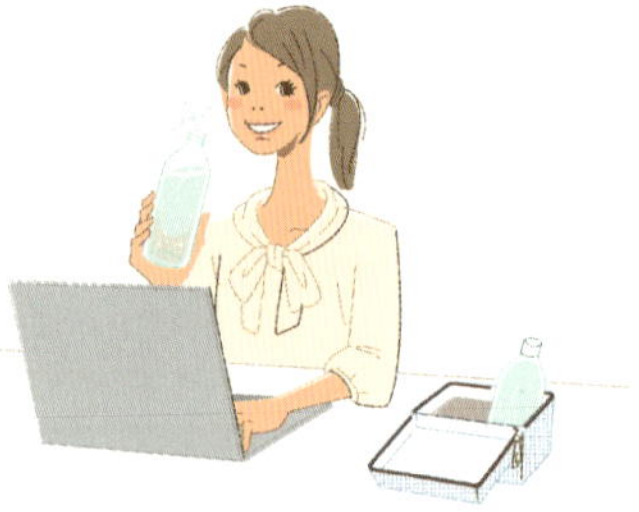

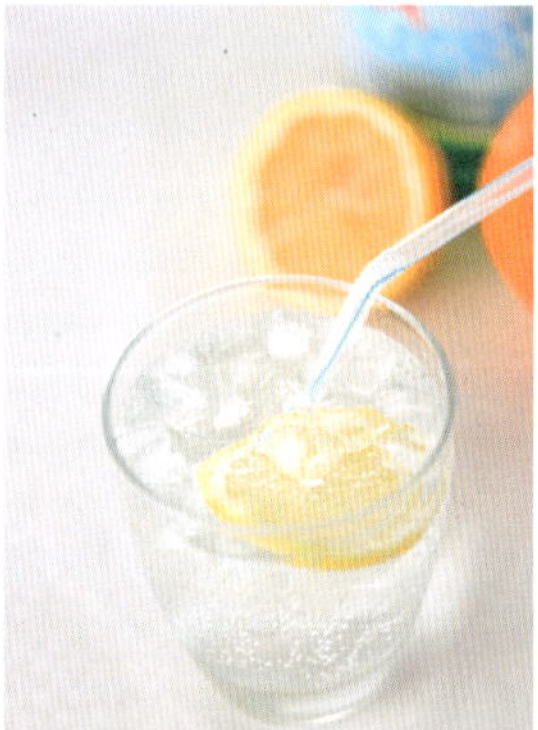

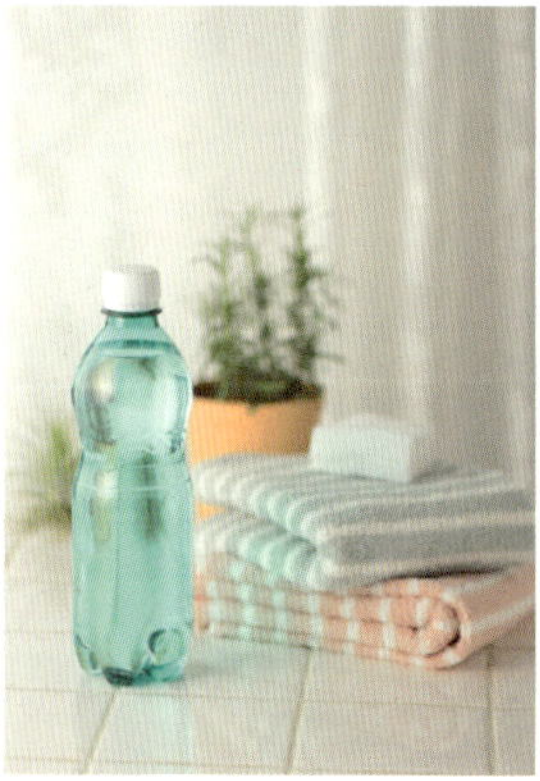

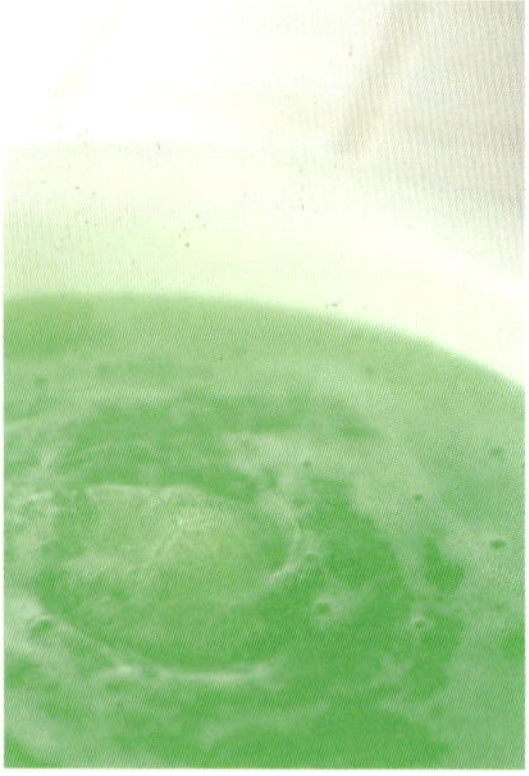

Contents

Part 2

洗って、つけて美肌・美髪になる

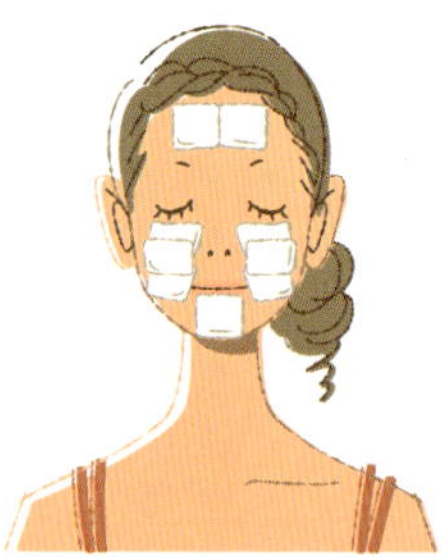

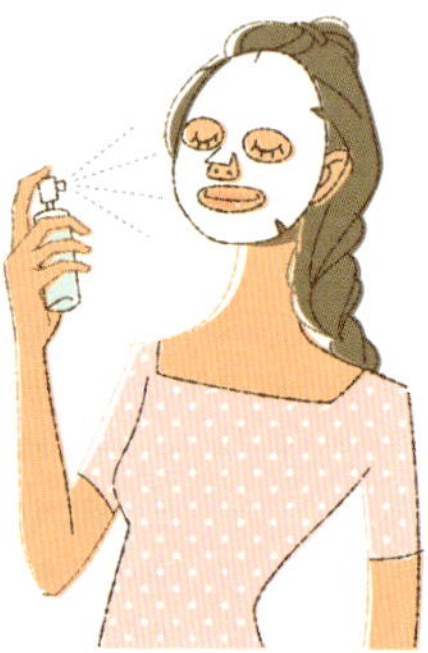

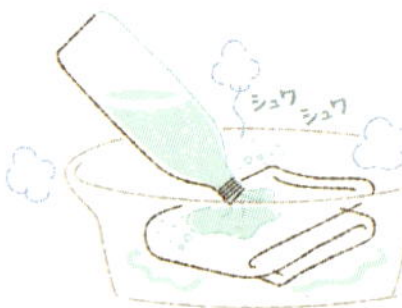

Contents

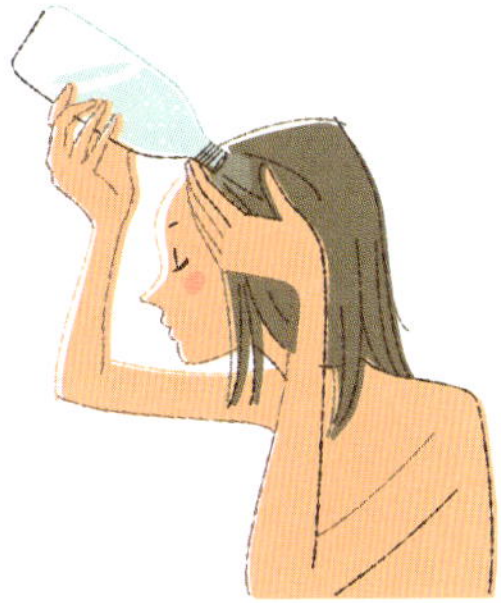

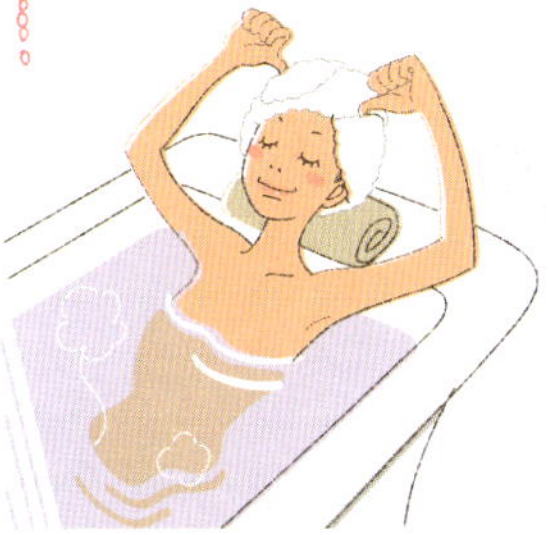

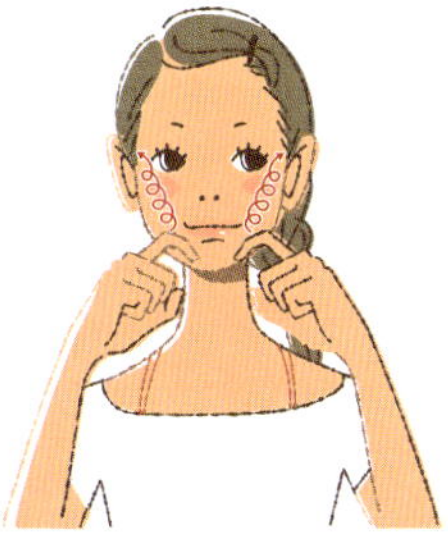

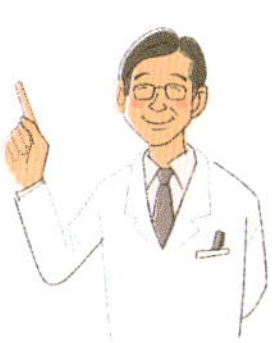

Part 3

炭酸入浴でアンチエイジング

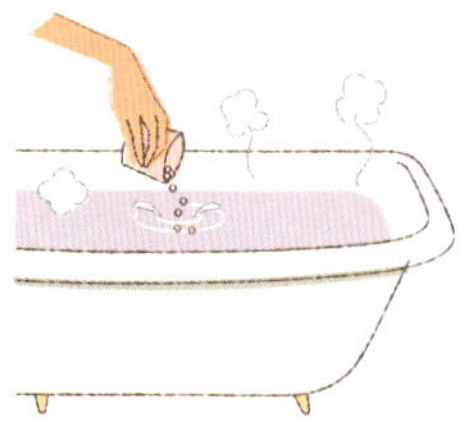

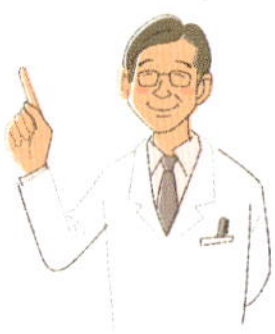

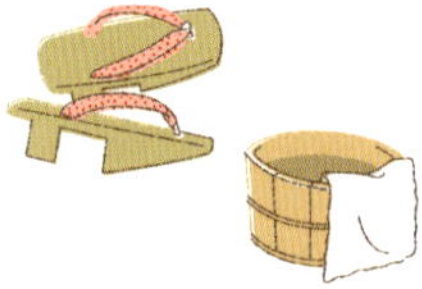

Part 1

炭酸水を飲んで
やせ体質になる

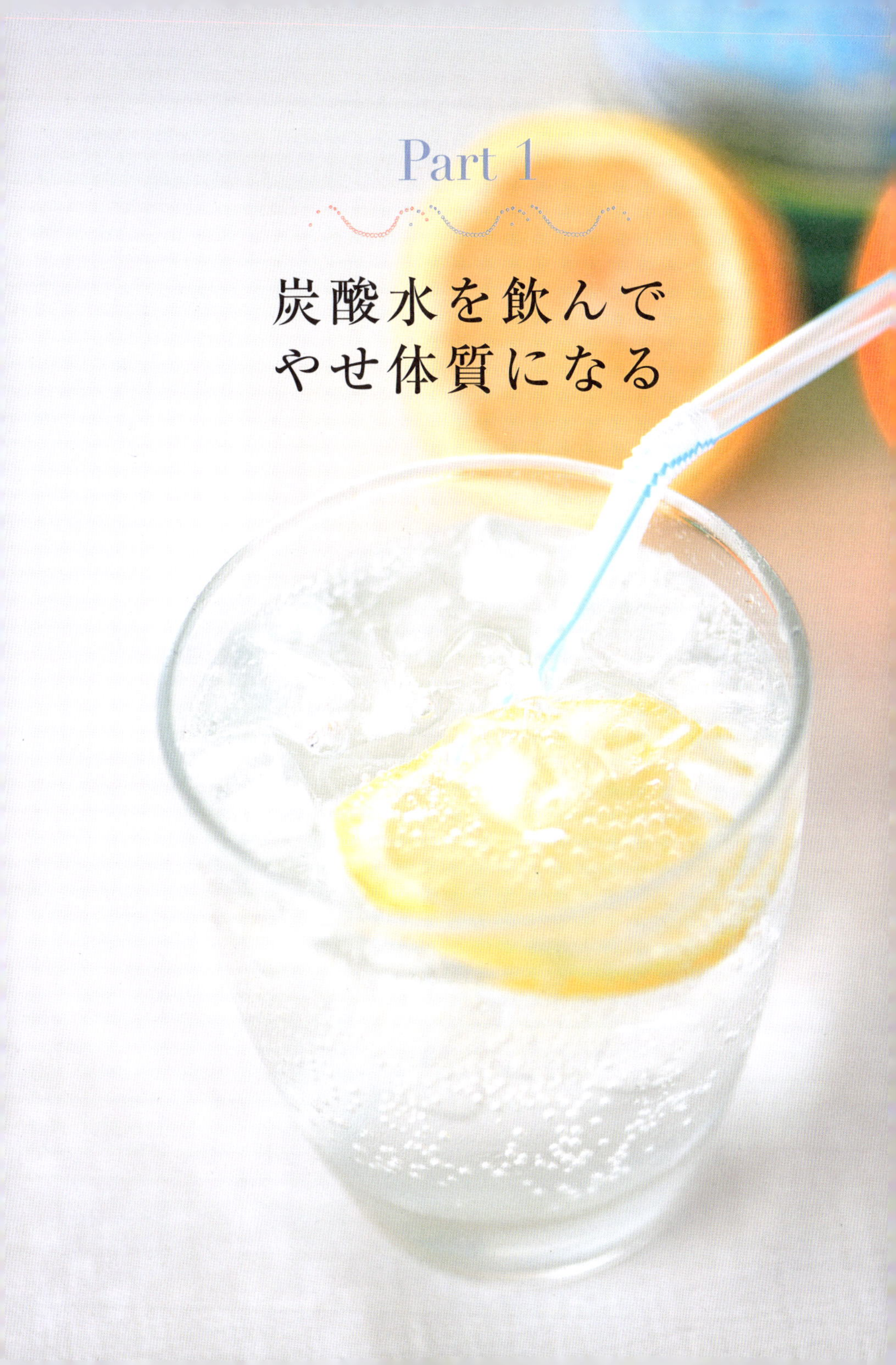

炭酸水でデトックス。毎日飲んで体質改善

だから効く!

炭酸水を飲むだけで胃腸の血流がよくなり、食べ物の消化・吸収がスムーズに。習慣的に飲むと、デトックス効果で体内に余分なものをため込みにくい体質にかわっていきます。目的に合わせて、効果があらわれやすい飲み方をマスターしましょう。

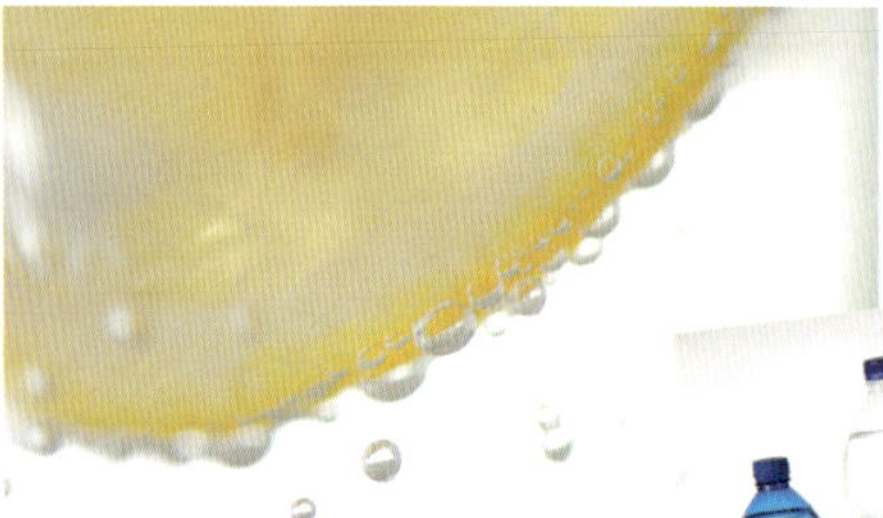

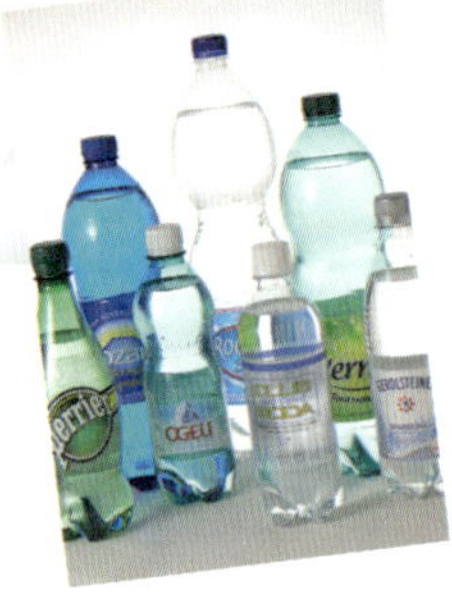

NG!

冷たい炭酸水をたくさん一気に飲むと下痢や腹痛に……。

+α

炭酸氷をいつものドリンクに浮かべてもOK。

→ P29

冷やして

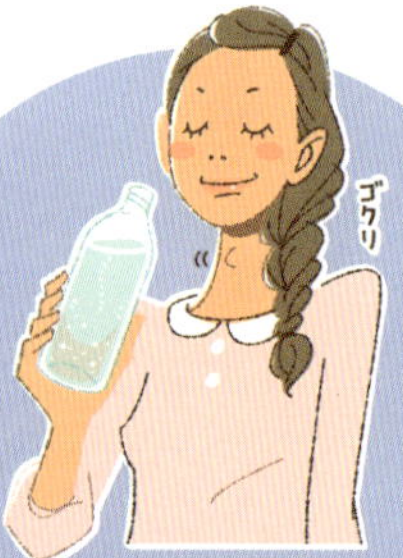

起きぬけに冷たい炭酸水で胃腸を刺激

→ P24

朝だけ3口

悩み

便秘気味でおなかがぽっこり……

悩みによって使いわけ！
1回量と温度で効果がかわる

NG!

1.5ℓ以上を一気飲みすると"炭酸酩酊《めいてい》"の危険も。

→ P22

たくさんの量を1回で

悩み
ついつい食べすぎちゃうんです……

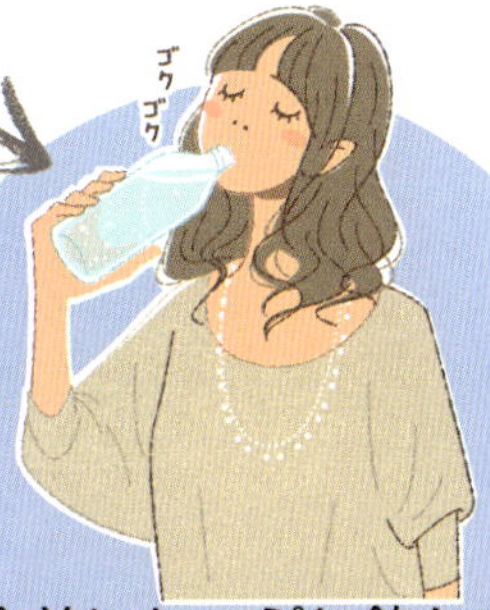

炭酸ガスでおなかいっぱい

食前にたっぷり飲んで満腹をキープ

→ P26

NG!

40℃以上の加熱で炭酸が気化して効果半減。

常温で

オフィスでもできる

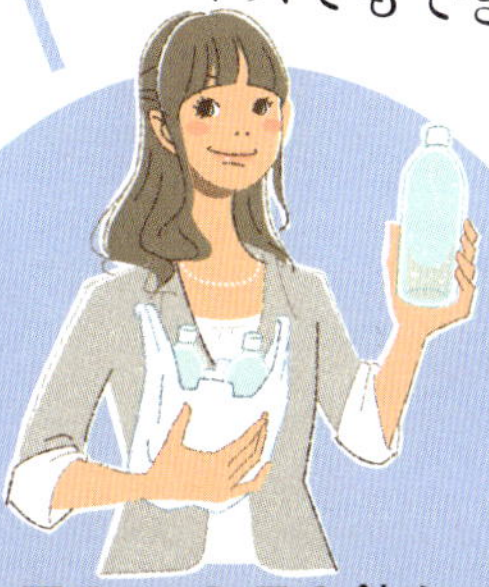

悩み
胃腸がすっきりしない……

悩み
ダイエットしてもやせられない……

1日1～1.5ℓ飲んで胃腸の働きをアップ

→ P22

小分けにゆっくりと

Let's Try!

デトックス体質

1日1~1.5ℓ飲み、体のなかからすっきり

便秘がちな人、排尿回数の少ない人は、むくみやすく、余分なものをため込みがちな体になりやすいもの。毎日の水分を炭酸水でとってデトックス体質を手に入れましょう。水分は１日に１ℓ（夏場は1.5ℓ）を目安に。一気に飲んでも吸収されないので、１日かけて小分けにゆっくり飲むのがポイントです。

高濃度の炭酸水をとり込むにはペットボトルから。ただし口をつけて長時間放置すると細菌も繁殖。開けたらその日のうちに飲みきって。

ダイエット効果を狙うなら硬水系の炭酸水(P12)。ただしミネラル分に体が過剰反応し、下痢を起こす人も。合わない人は軟水系にチェンジ。

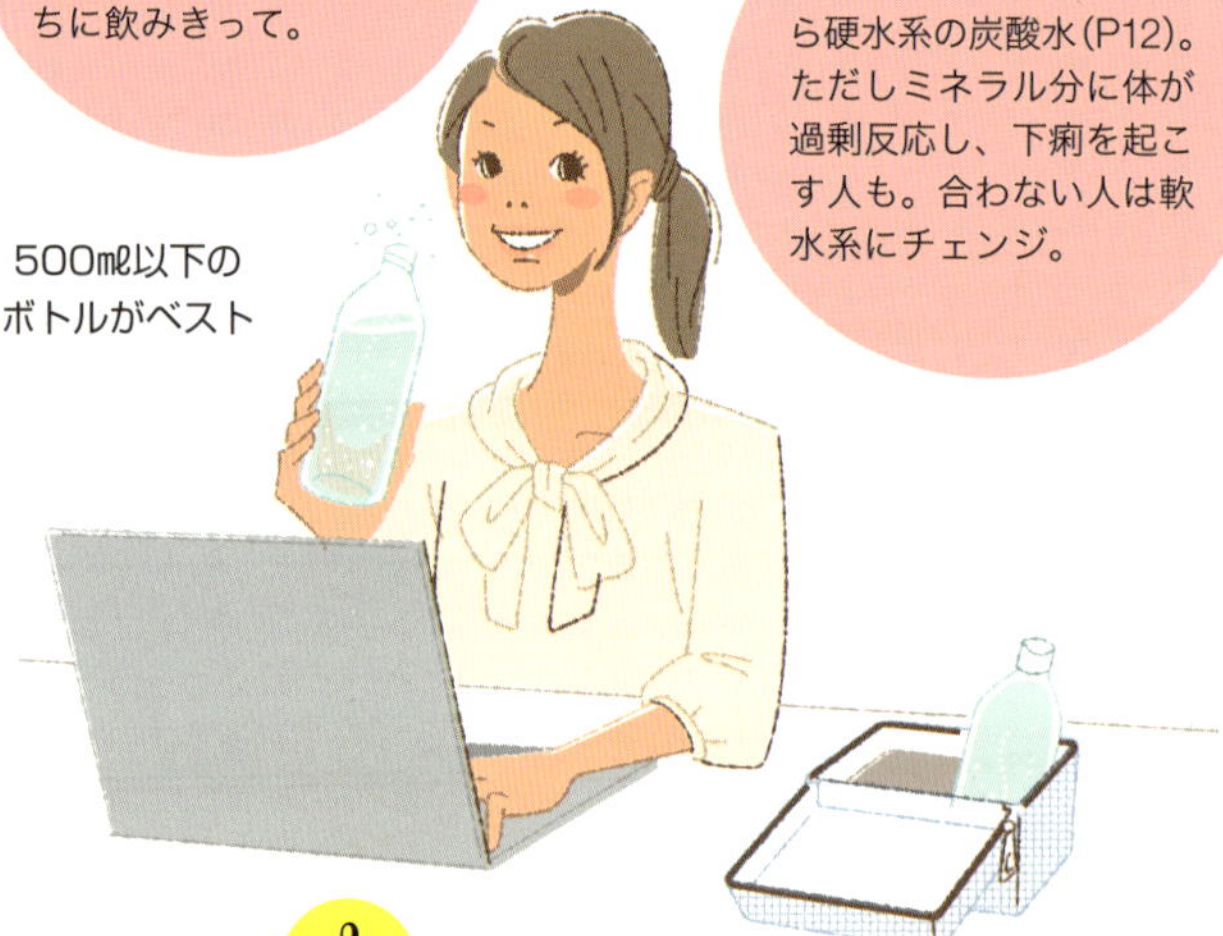
500mℓ以下の
ボトルがベスト

保存は冷蔵庫や保冷バッグを使って。開封後は、おなかを冷やしすぎないように常温で。

！
caution

炭酸水で酔っぱらう危険も

1.5ℓ以上の炭酸水の一気飲みは避けて。血中に炭酸ガス（二酸化炭素）が増えすぎてしまい、まるで酔っぱらったような状態に。これを炭酸酩酊《めいてい》と呼びます。

タイミングを見つけて 24時間いつでも炭酸タイム

1日トータル1ℓ、汗をかきやすい夏場は＋500mℓとりましょう。
炭酸ガスで胃腸の働きが、
水分で腎臓の働きがスムーズになります。
合間にトイレに行くのも忘れずに。

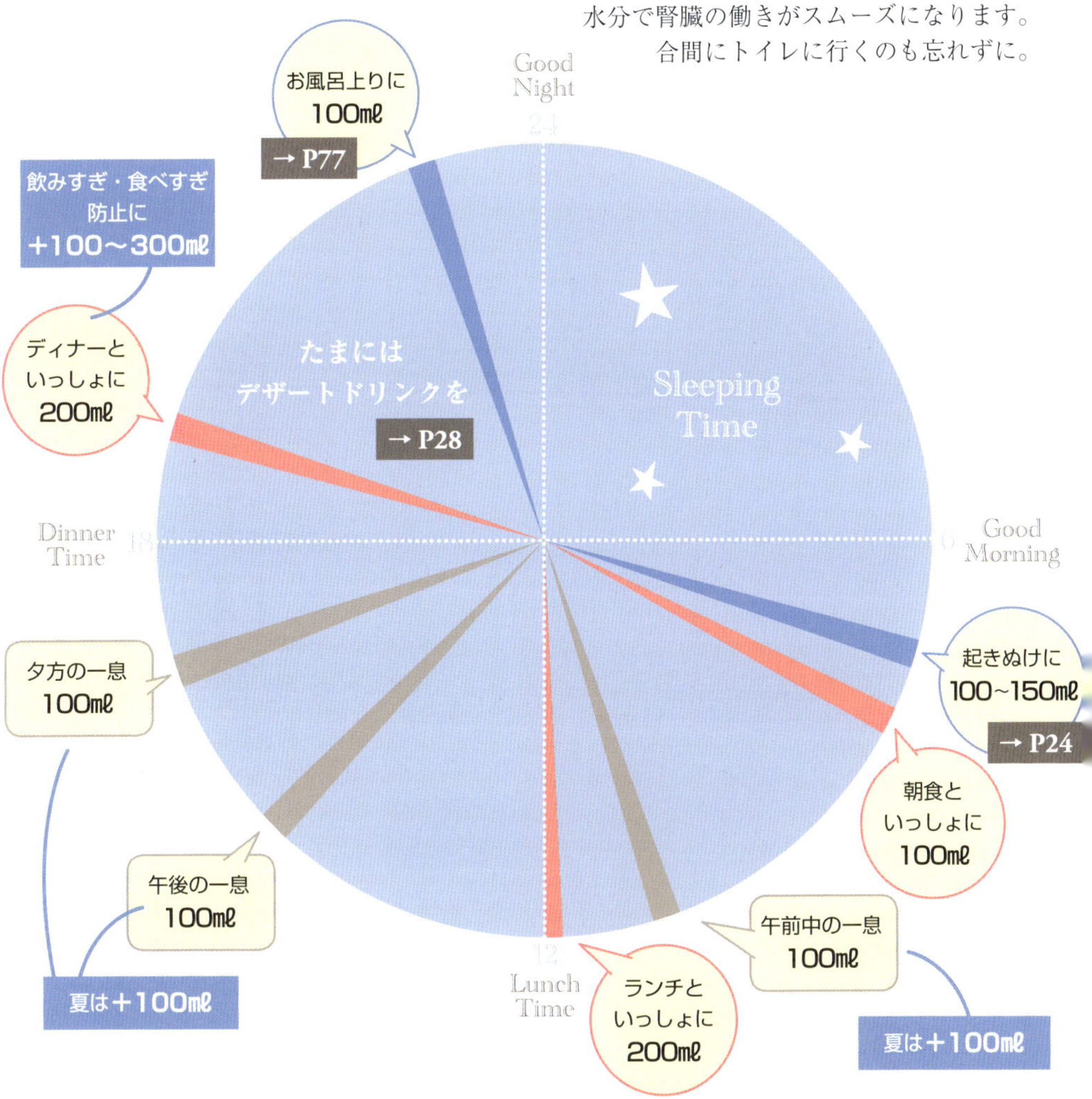

Good Night
24
お風呂上りに
100mℓ
→ P77
飲みすぎ・食べすぎ
防止に
＋100～300mℓ
ディナーと
いっしょに
200mℓ
たまには
デザートドリンクを
→ P28
Sleeping Time
Dinner Time
18
6
Good Morning
起きぬけに
100~150mℓ
→ P24
朝食と
いっしょに
100mℓ
夕方の一息
100mℓ
午後の一息
100mℓ
夏は＋100mℓ
12
Lunch Time
ランチと
いっしょに
200mℓ
午前中の一息
100mℓ
夏は＋100mℓ

Let's Try!

便秘解消

起きぬけに炭酸水3口でお通じ改善

朝きちんと便を出せれば、一日胃腸がすっきり。老廃物をきちんと出せるようになると、体の調子もよくなり、肌荒れなども改善されます。排便リズムを整えるために、朝100～150mℓの冷たい炭酸水を飲んでみましょう。胃に炭酸ガスが入ることで、腸の動き〈ぜん動運動〉のスイッチが入り、すんなりお通じ。ぽっこりおなかともさよならできます。

炭酸の刺激で排便スイッチオン

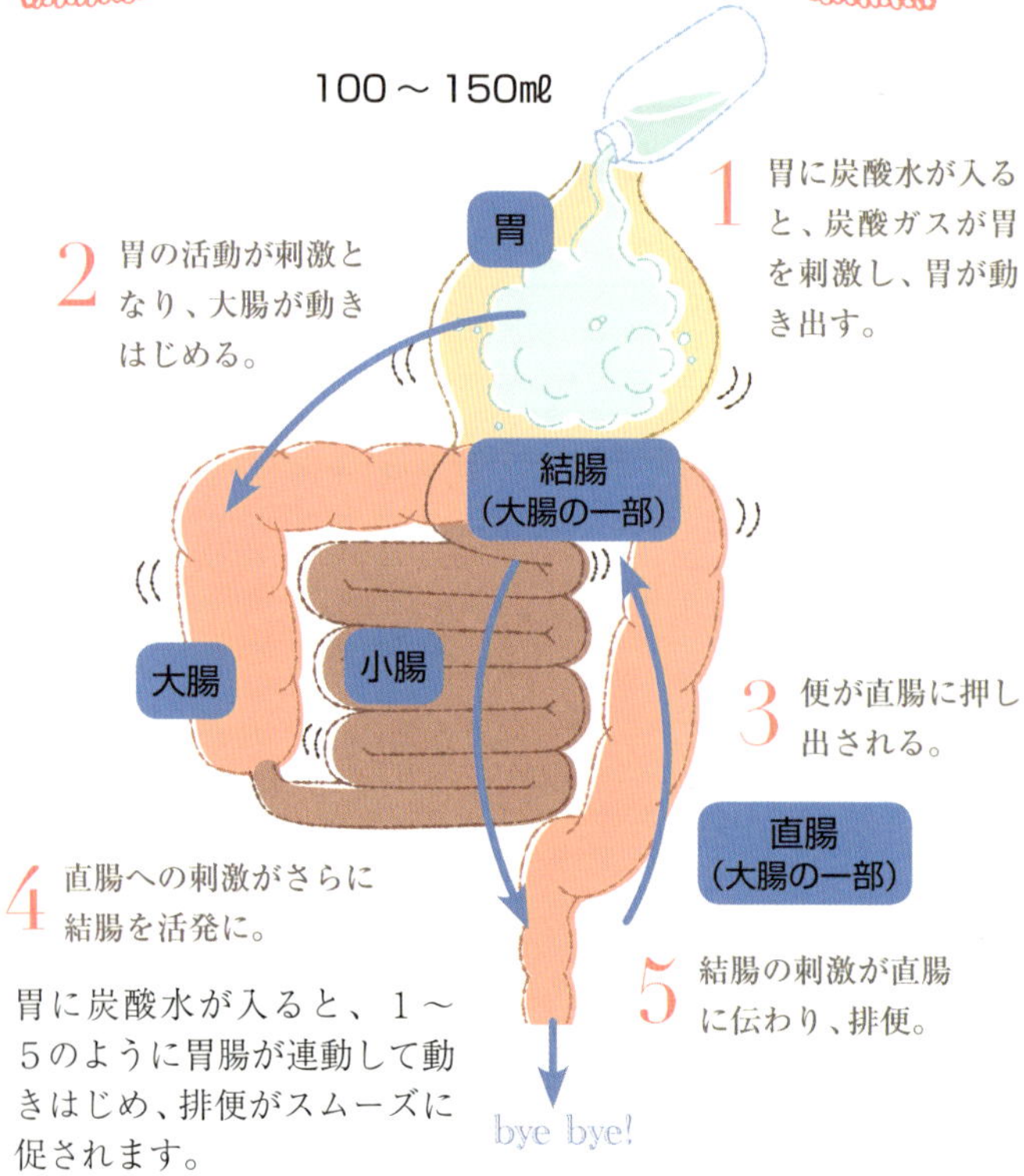

100～150mℓ
胃
結腸
（大腸の一部）
大腸
小腸
直腸
（大腸の一部）
1 胃に炭酸水が入ると、炭酸ガスが胃を刺激し、胃が動き出す。
2 胃の活動が刺激となり、大腸が動きはじめる。
3 便が直腸に押し出される。
4 直腸への刺激がさらに結腸を活発に。
5 結腸の刺激が直腸に伝わり、排便。
bye bye!

胃に炭酸水が入ると、1～5のように胃腸が連動して動きはじめ、排便がスムーズに促されます。

冷蔵庫からとり出した4℃程度の炭酸水がもっとも便通を促す効果がある。寝起きにすぐ飲みたいなら、保冷バッグに入れてベッドサイドに置いてもOK。

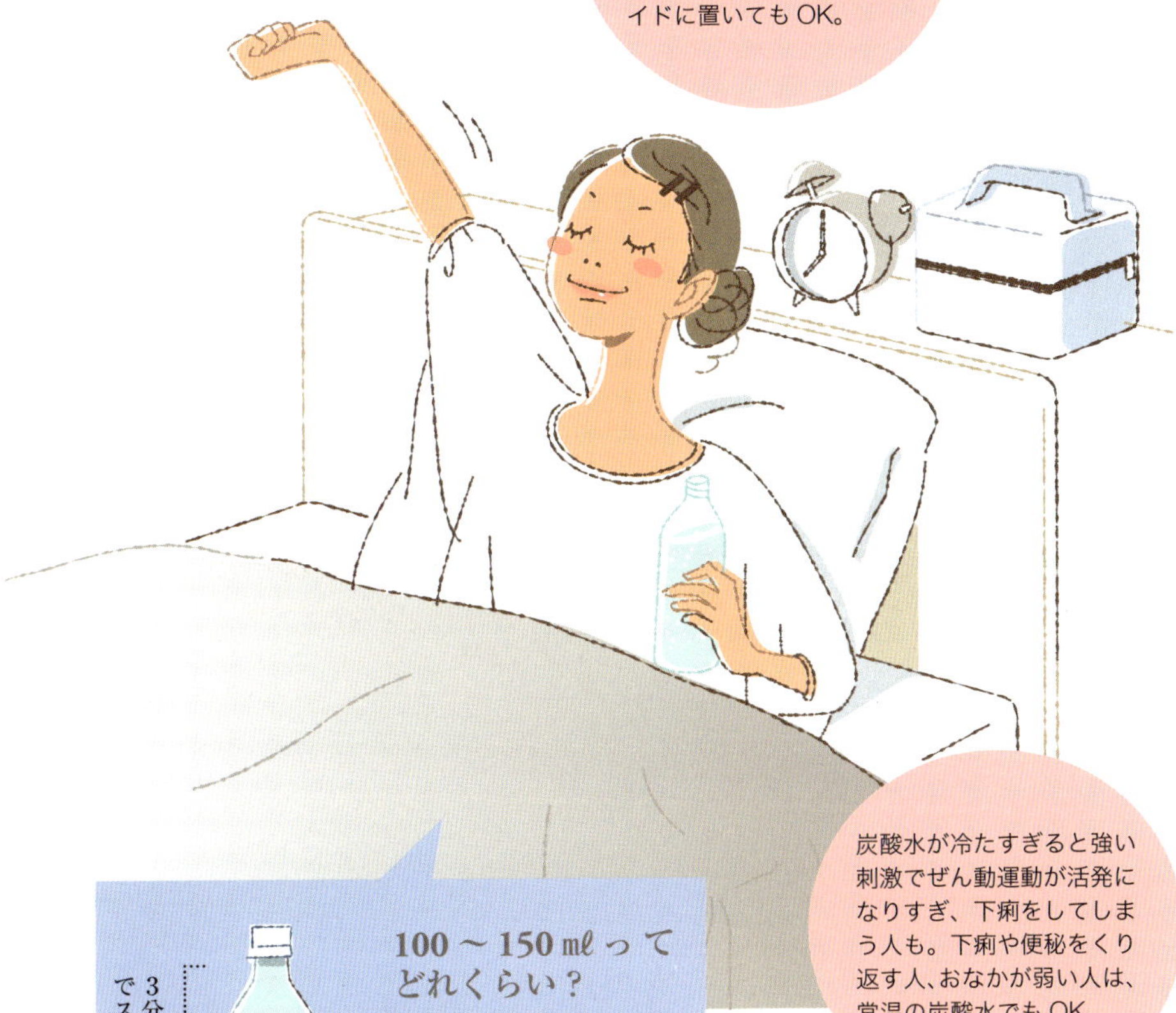

炭酸水が冷たすぎると強い刺激でぜん動運動が活発になりすぎ、下痢をしてしまう人も。下痢や便秘をくり返す人、おなかが弱い人は、常温の炭酸水でもOK。

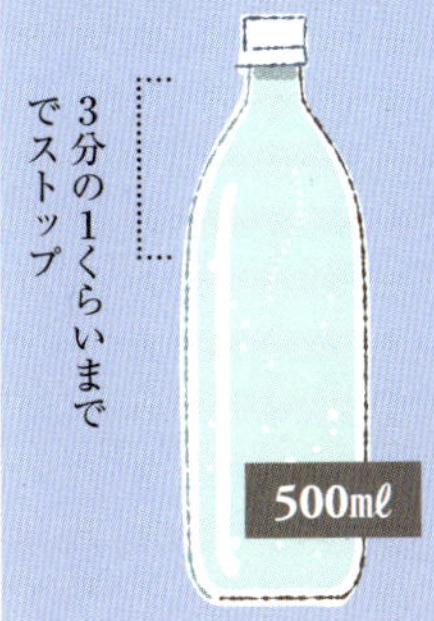

100〜150mℓってどれくらい？

500mℓのペットボトルなら全体の3分の1程度の量が100〜150mℓの目安。だいたい3〜4口くらい。ちょうどよく胃腸を刺激してくれる量です。

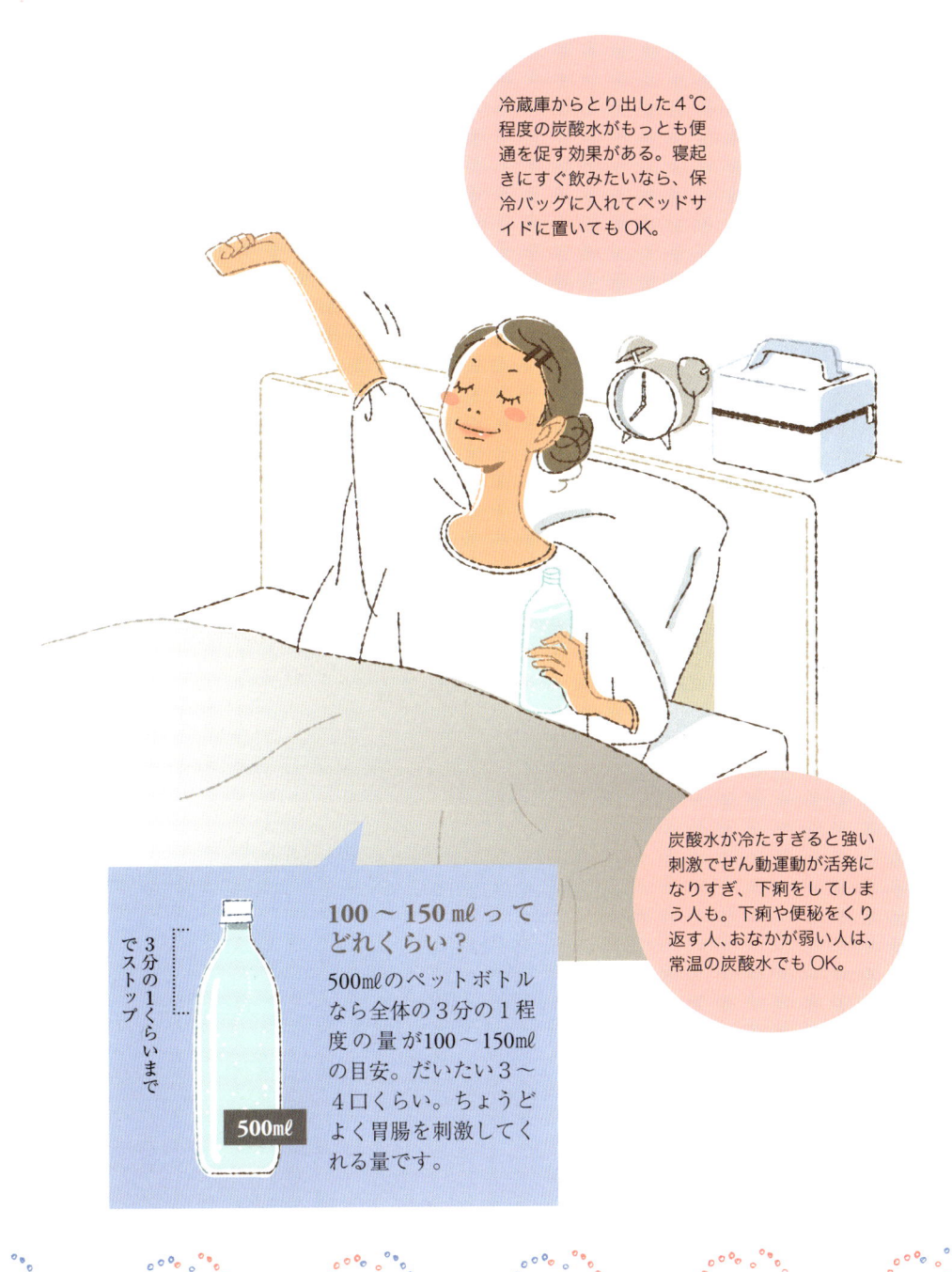

Let's Try!

食事制限

食事直前の炭酸水で食べすぎストップ

昨日食べすぎたから、今日はひかえめにしよう……ダイエット中なのに飲み会に誘われてしまった……断れないお付き合いのランチやディナーのときは、直前に炭酸水をたっぷり飲んでおきましょう。目安は300mℓ以上、500mℓで完全に炭酸ガスで胃腸がふくらみ、満腹感でいっぱい。食べすぎをストップしてくれます。このとき、炭酸水は冷やさず常温で。
逆に、食前に100mℓ飲んだり、食事中に少し飲むと、食が進みます。ふだんはこちらの飲み方がおすすめ。

二日酔い防止にも炭酸水がおすすめ

お酒と炭酸水を交互に飲む

↓

アルコールをスムーズに排出

↓

二日酔いやむくみを防止

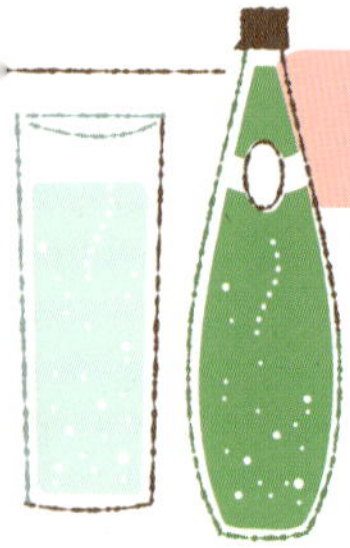

チェイサーがわりに炭酸水を用意。炭酸水でアルコールも吸収しやすくなりますが、体外に排出するのも早まります。翌朝のむくみ防止に効果大。

!
caution

即効性を求めるのはほどほどに

500mℓの炭酸水を一気飲みするのはかなり苦しいもの。いざというときの食事制限には効果がありますが、毎食連続はNG。食前に100mℓ飲んだり、少量ずつ飲む場合は消化・吸収がよくなります。長い目で見ると健康的にやせ体質にかわることができます。

食前に
常温の炭酸水を
たっぷり飲む

↓

炭酸ガスで胃が
ふくれて満腹感
を得やすい

↓

食べすぎ防止

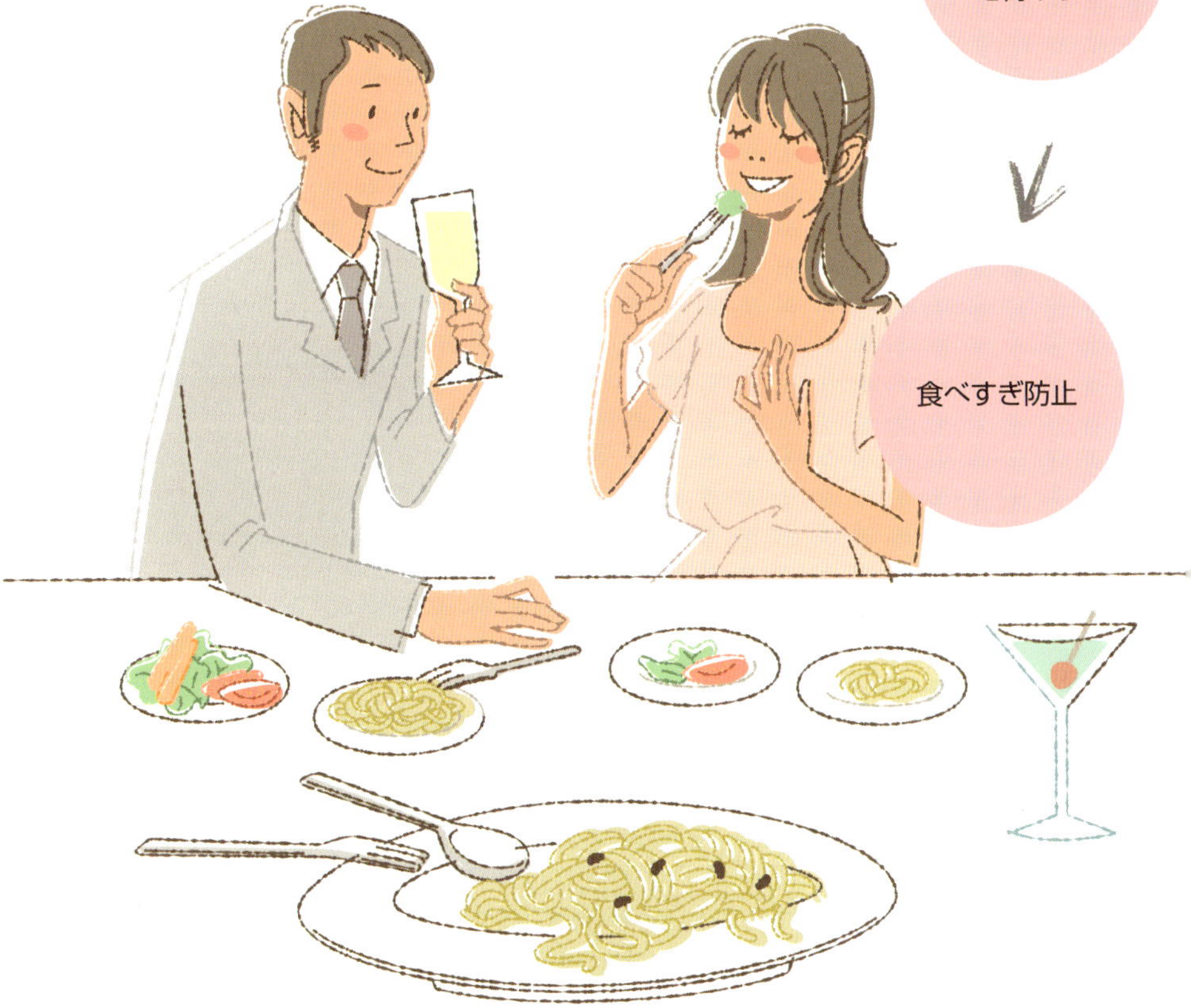

おいしく！　美しく！　簡単に！

炭酸ドリンク＆デザート

炭酸水に美容効果の高いフルーツなどをプラスして、飲みやすくおいしいドリンクにアレンジ。炭酸水を凍らせると、炭酸濃度が保たれたデザートをつくることもできます。

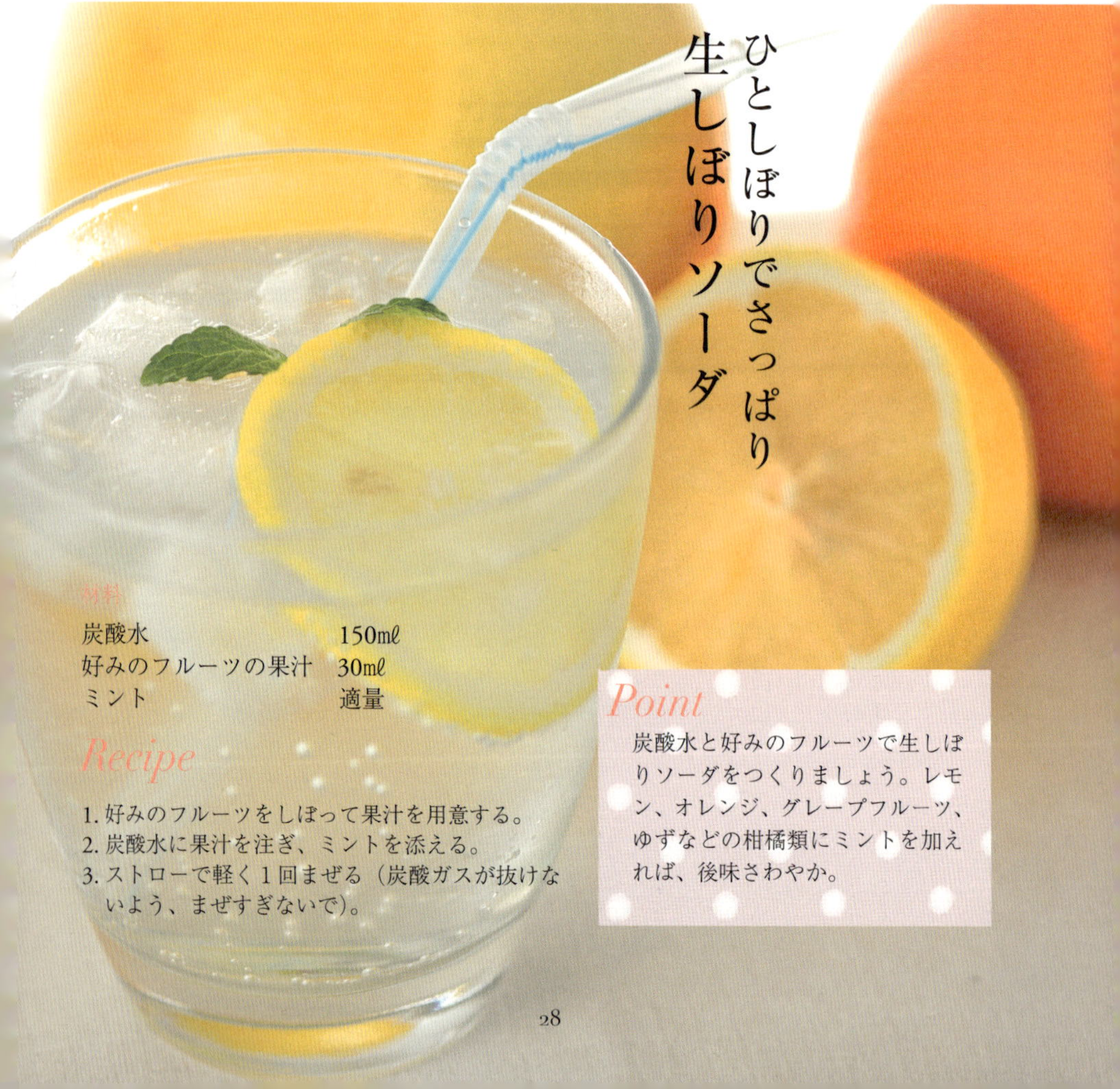

ひとしぼりでさっぱり　生しぼりソーダ

材料

炭酸水	150mℓ
好みのフルーツの果汁	30mℓ
ミント	適量

Recipe

1. 好みのフルーツをしぼって果汁を用意する。
2. 炭酸水に果汁を注ぎ、ミントを添える。
3. ストローで軽く1回まぜる（炭酸ガスが抜けないよう、まぜすぎないで）。

Point

炭酸水と好みのフルーツで生しぼりソーダをつくりましょう。レモン、オレンジ、グレープフルーツ、ゆずなどの柑橘類にミントを加えれば、後味さわやか。

抗酸化作用で アンチエイジング 水出しアイスティー

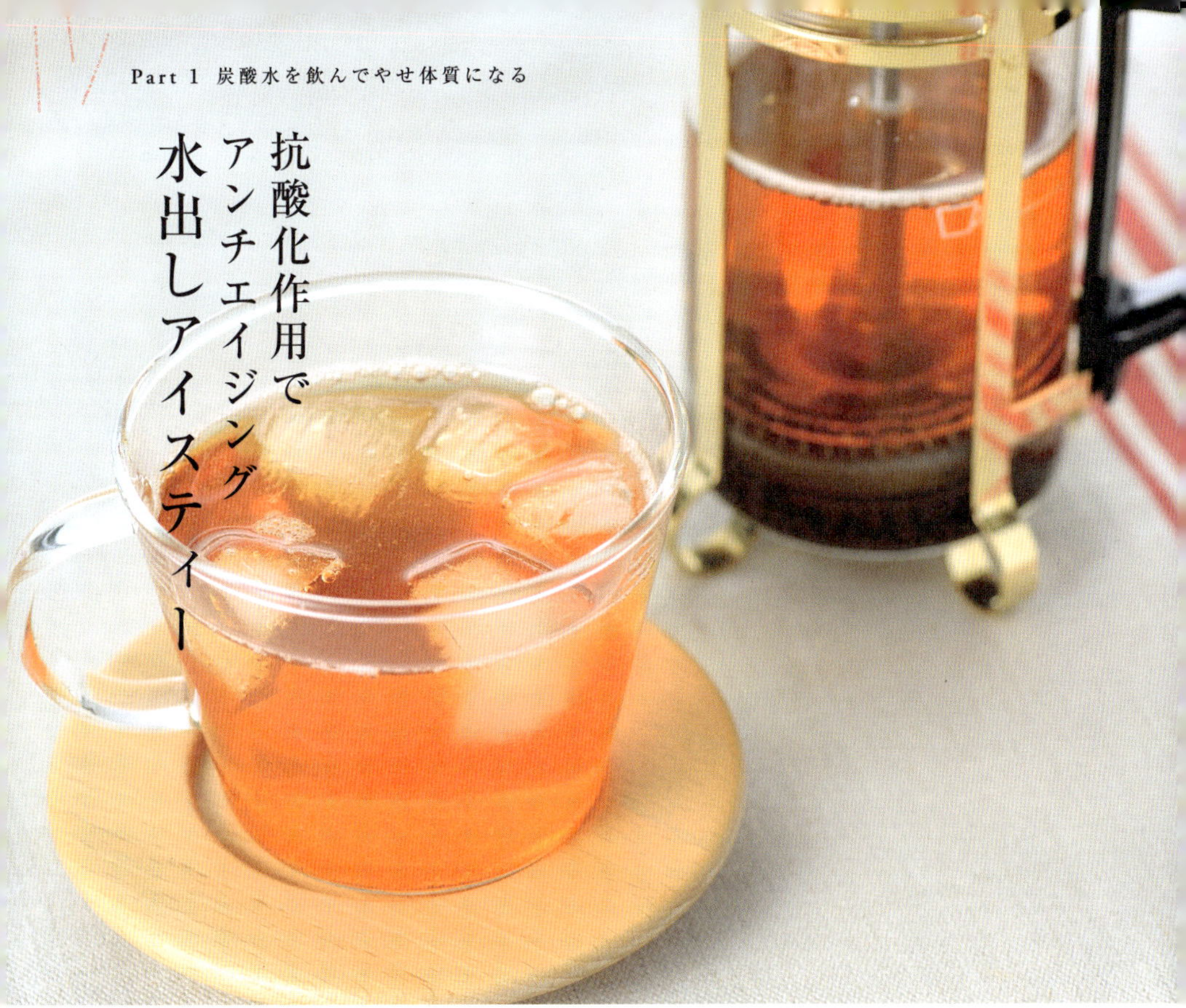

材料

炭酸水　500 ～ 600mℓ
茶葉　10g 程度（リーフ）
お湯　少々

Recipe

1. 茶葉を入れたティーサーバーにお湯を少し入れて、蒸らす。
2. 濃いめに蒸らした紅茶に炭酸水を注いで割る。

Point

紅茶の茶葉には活性酸素を分解する抗酸化作用があります。体の酸化を防ぐ、アンチエイジング効果大。

炭酸氷でアレンジの幅を広げる

炭酸水のガス濃度は、冷たいほど高く安定します。4℃くらいまで冷やした未開栓の炭酸水を用意。炭酸ガスが抜けないように静かにそっと製氷皿に注ぎ、冷凍。炭酸水の氷を浮かべるだけでなく、スムージー(P31)やアイスキャンディ(P32)、かき氷(P33)も楽しめます。

ヘルシー&
ビューティ効果を期待
炭酸ハーブコーディアル

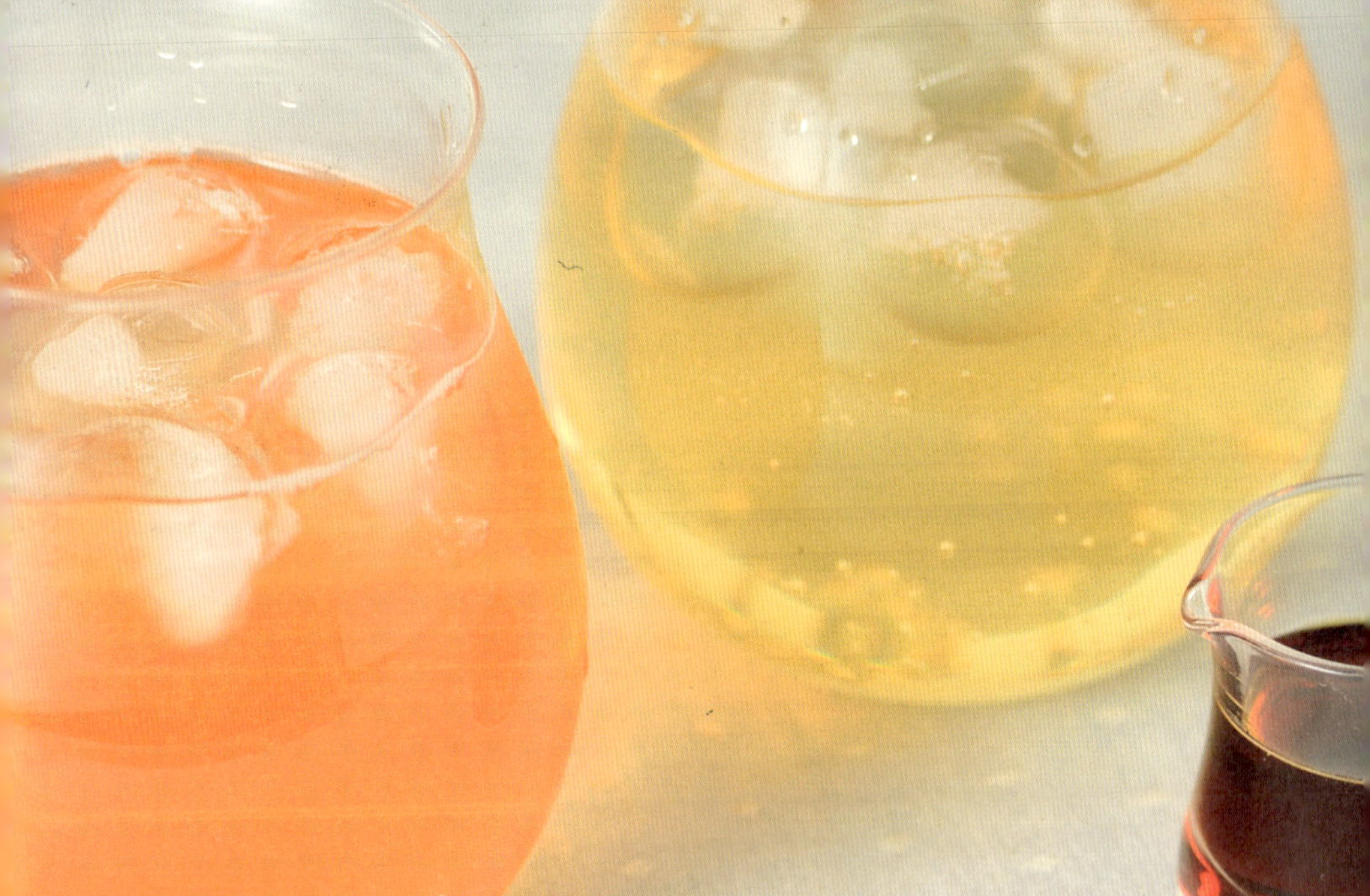

材料

炭酸水	180mℓ
好みのハーブコーディアル	30mℓ

＊ハーブコーディアルと炭酸水を
1：6くらいの割合にすればOK。

Recipe

1. 炭酸水をグラスに注ぐ（炭酸氷を入れても OK）。
2. ハーブコーディアルを回すようにしながら炭酸水に注ぎ、静かに下に落ちていくのを待つ。

Point

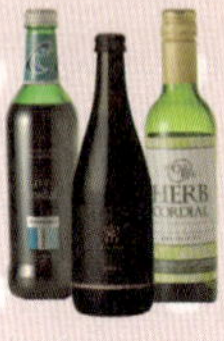

ハーブコーディアルは、ハーブのエキスを抽出し、甘みを加えた濃縮還元ドリンク。ハーブごとに異なる美容や健康の薬効があるため、好みの味や効能を選んで。アロマテラピーのショップや薬局などで購入できます。

ヨーグルト×フルーツで満腹感炭酸スムージー

材料

炭酸水	200mℓ
フルーツ（イチゴ・キウイ）	適量
プレーンヨーグルト	200g

Recipe

1. キッチンペーパーをしいたザルにプレーンヨーグルトをあけて、下にボウルを重ねてラップ。冷蔵庫で一晩寝かし水切りをする。
2. 一口大にカットしたフルーツ、炭酸水を冷凍庫で凍らせておく（P29）。
3. 炭酸氷とフルーツ、ヨーグルトをミキサーにかけて、まぜ合わせる。

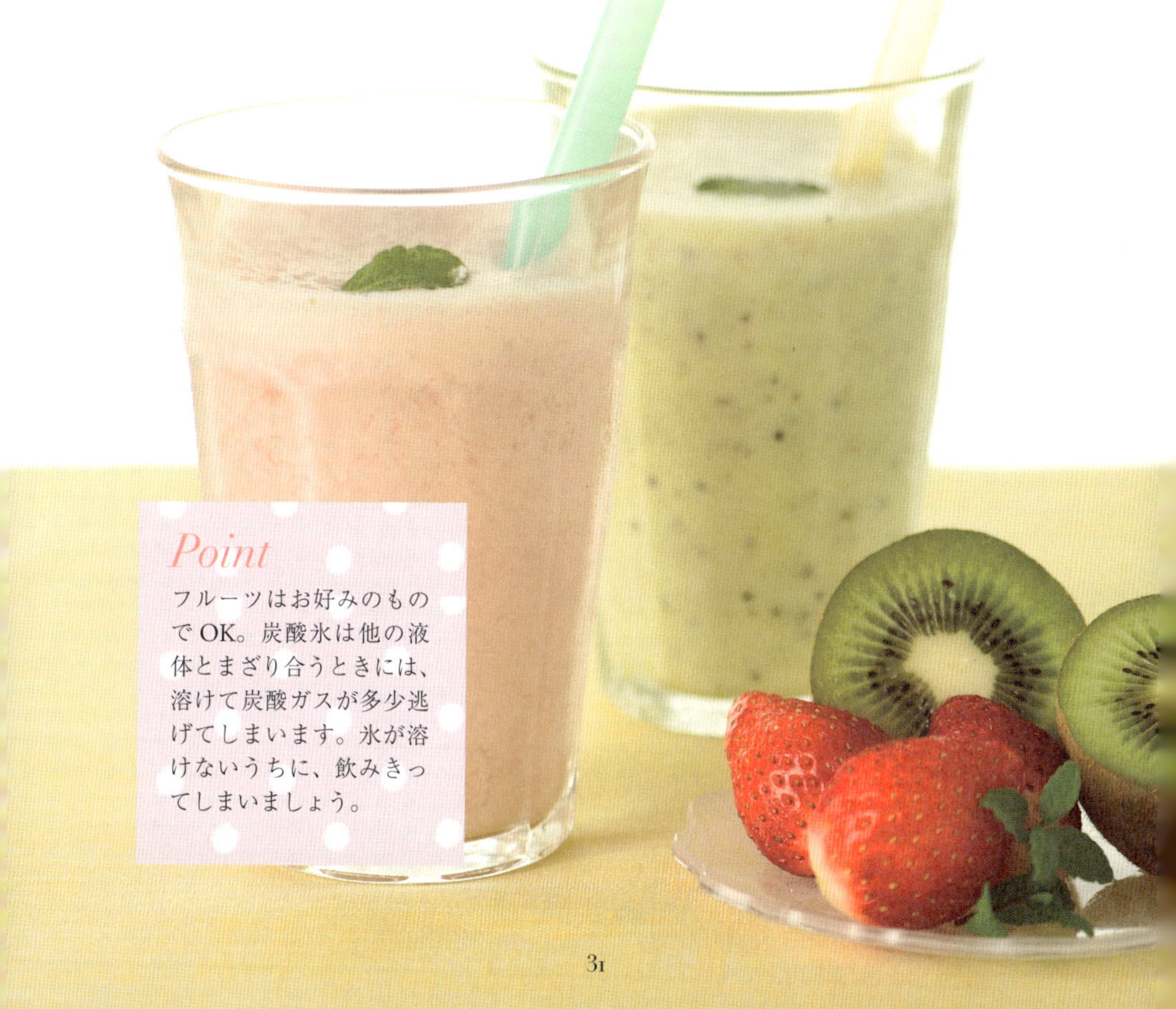

Point

フルーツはお好みのものでOK。炭酸氷は他の液体とまざり合うときには、溶けて炭酸ガスが多少逃げてしまいます。氷が溶けないうちに、飲みきってしまいましょう。

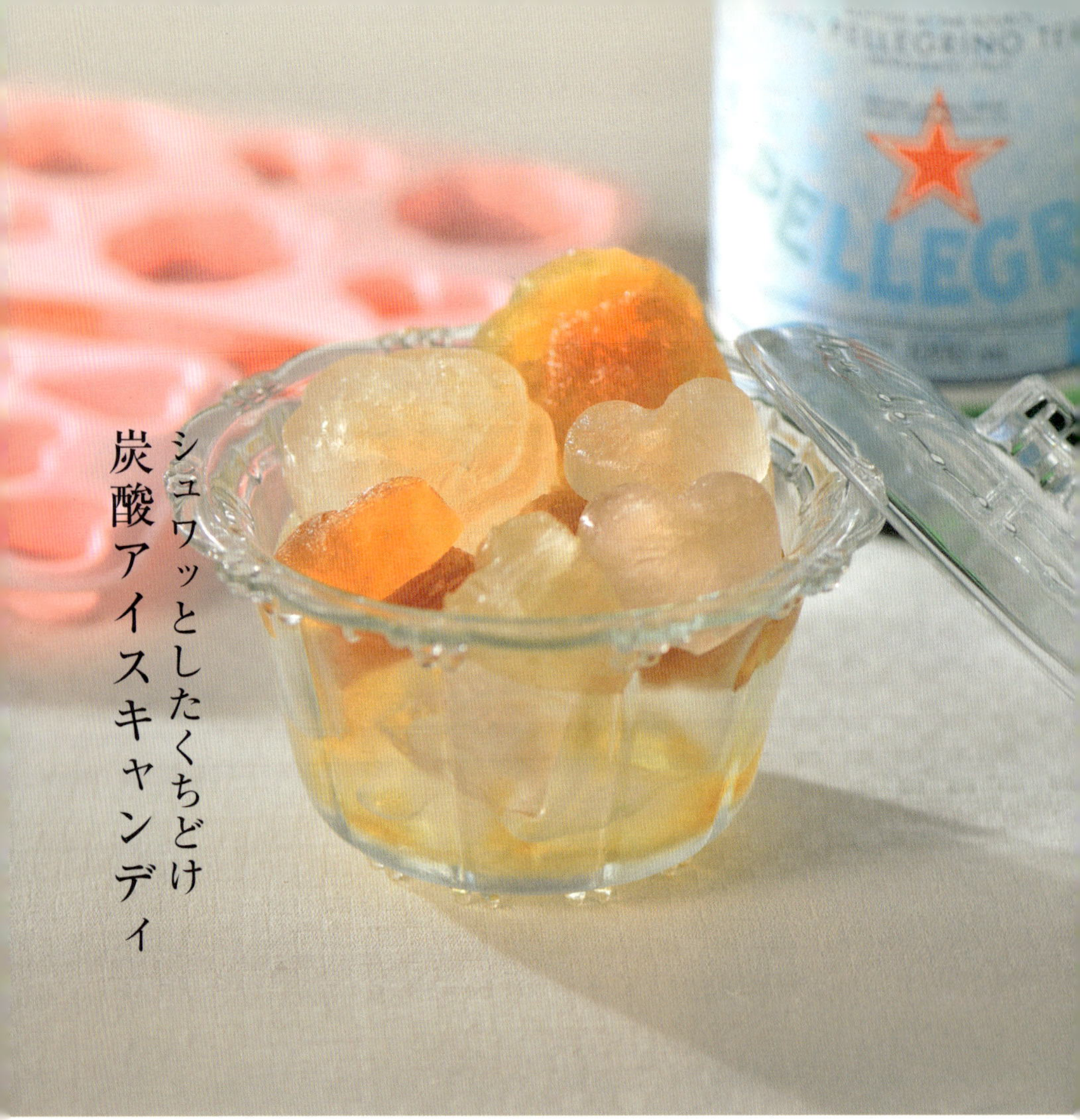

シュワッとしたくちどけ
炭酸アイスキャンディ

材料

炭酸水　170mℓ
好みのシロップ　40mℓ
＊写真はハーブコーディアルを使用。

Recipe

1. 好みのシロップを炭酸水に加える。
2. 炭酸水を製氷皿に移す（P29）。
3. 冷凍庫で数時間凍らせて完成。

Point

炭酸水とシロップをまぜたアイスキャンディ。少し濃いめにつくると、甘みもアップ。口にふくむとアイスが溶けてシュワッとします。冷凍庫に常備して夏場のおやつに。

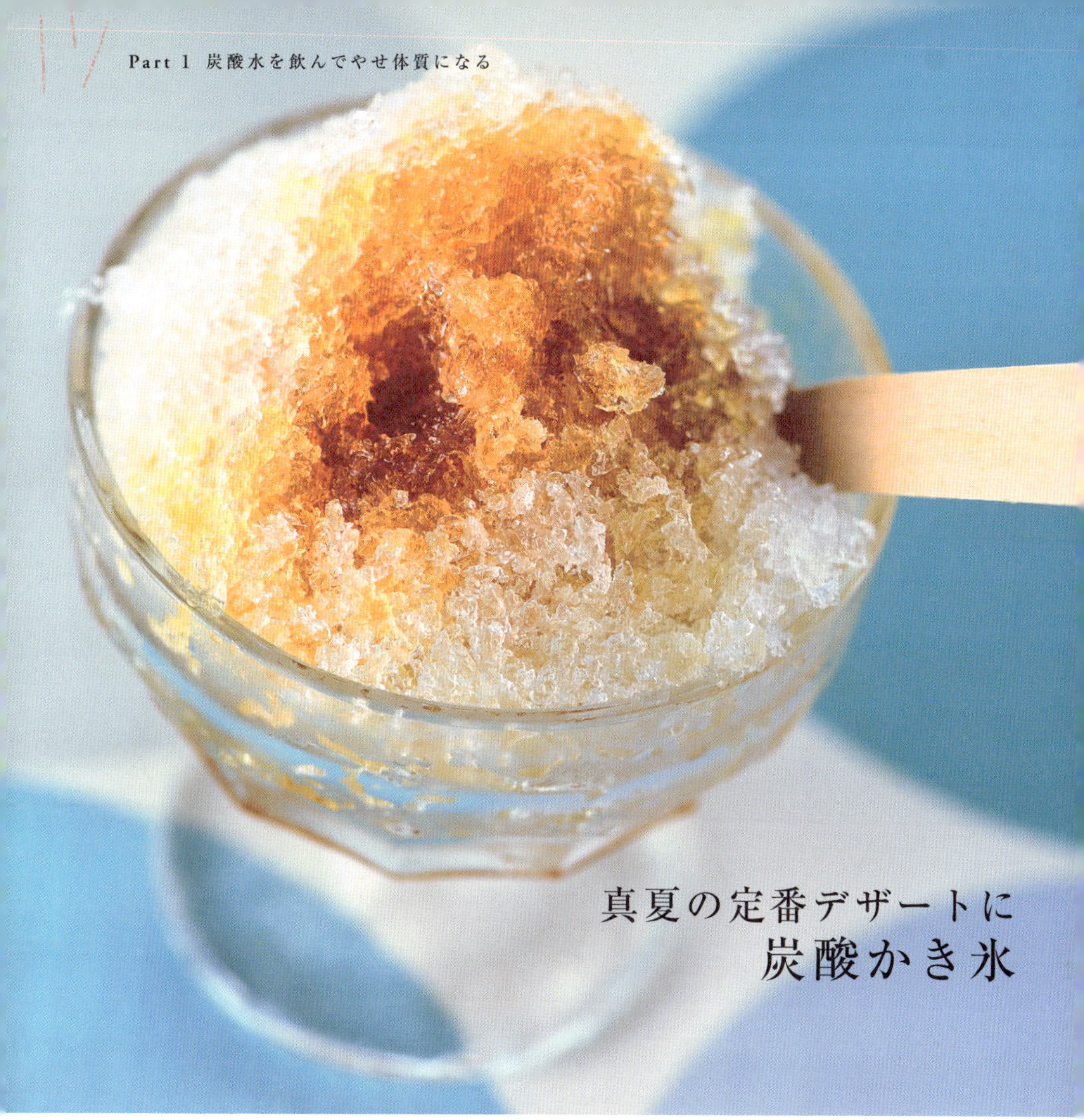

真夏の定番デザートに
炭酸かき氷

材料

炭酸水	適量
好みのシロップ	適量

＊写真はハーブコーディアルを使用。

Recipe

1. 炭酸水を凍らせておく（P29）。
2. 炭酸氷をかき氷機にセットし、削る。
3. 好みのシロップを適量かける。

Point

炭酸水でつくったかき氷。シロップはハーブコーディアルを使っても。溶け出すと炭酸濃度が低くなるので、早めに食べきって。

前田先生の炭酸講座

Q 炭酸水を飲むと、
どうしてやせ体質になるの？

A 炭酸ガスの血管拡張効果で、
老廃物をため込みにくい体になるから

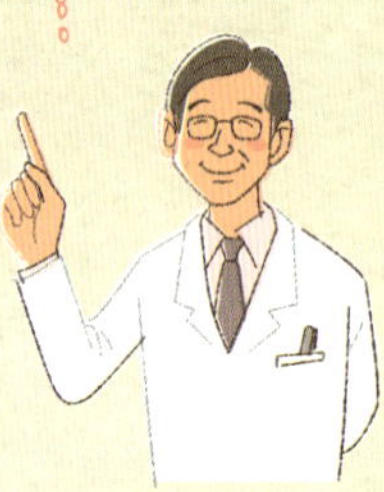

水の状態で炭酸をとどめておけなくなると泡になる

炭酸水は、真水と飲んだ感じが全く違います。清涼感があり、のどごしがよく、飲むとおなかがふくれるような感じ……さまざまな感想を持つはずです。

そもそも炭酸水は、真水とどう違うのでしょうか？

「炭酸水」とは真水に二酸化炭素（CO_2）が溶け込んだものです。二酸化炭素は空気中に気体としても存在していて、気体中にあるときは「炭酸ガス」、水のなかに溶け込んでいるときは「炭酸」と呼ばれます。

水に溶け込んで安定している炭酸は、シュワシュワ泡立つことはありません。気泡となるのは、炭酸水に振動が加わったり、異物がふれた

9 炭酸水の量で胃腸の働きが違う

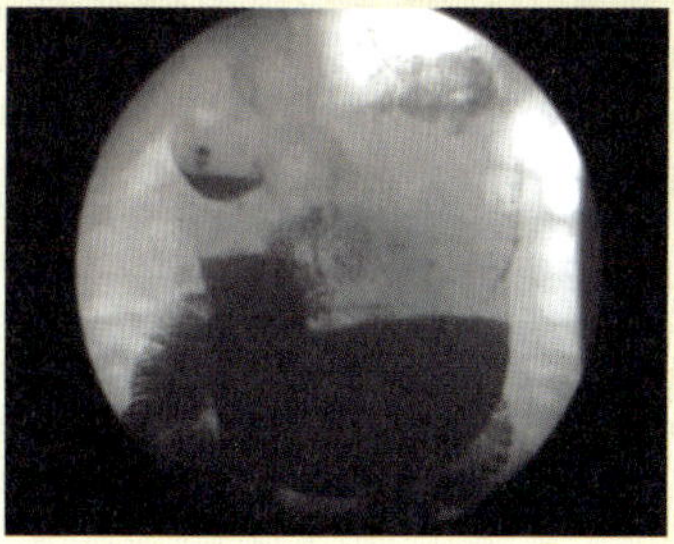

500mℓ飲んだとき

胃が炭酸水と炭酸ガスで満たされ、満腹中枢を刺激。胃のスペースが少なくなるため食欲も減少。

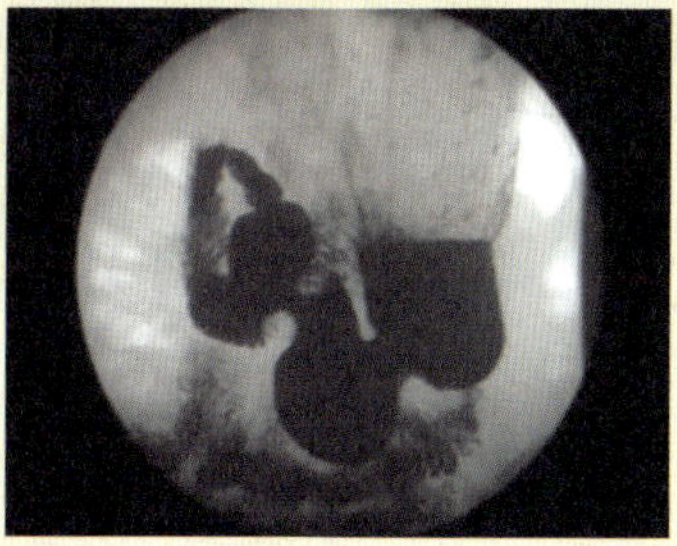

150mℓ飲んだとき

少量飲むと、胃が刺激されて腸のぜん動運動が活発に。食べ物に備えて胃のスペースが確保され、食欲増進。

りしたとき。水の状態で炭酸をとどめておけなくなるため、泡となり出ていきます。

炭酸ガスが胃に充満すると、満腹中枢が刺激される

この泡が、飲んだときに満腹感をもたらしてくれます。実験では５００mℓの炭酸水を飲むと、炭酸ガスが胃のなかに充満するため、胃がふくらみ満腹中枢が刺激されることがわかっています。

一方、炭酸水を１００mℓ程度飲むと、胃腸の活動が活発になり、食欲が増進。泡の刺激だけでなく、炭酸が体内に入り込み、血管や細胞に働きかけることで、こうした変化が生じます。

もしダイエット効果を得たいなら、３００〜５００mℓくらい飲んでみましょう。満腹感で食べすぎを防止できます。

血管を広げるホルモンが分泌

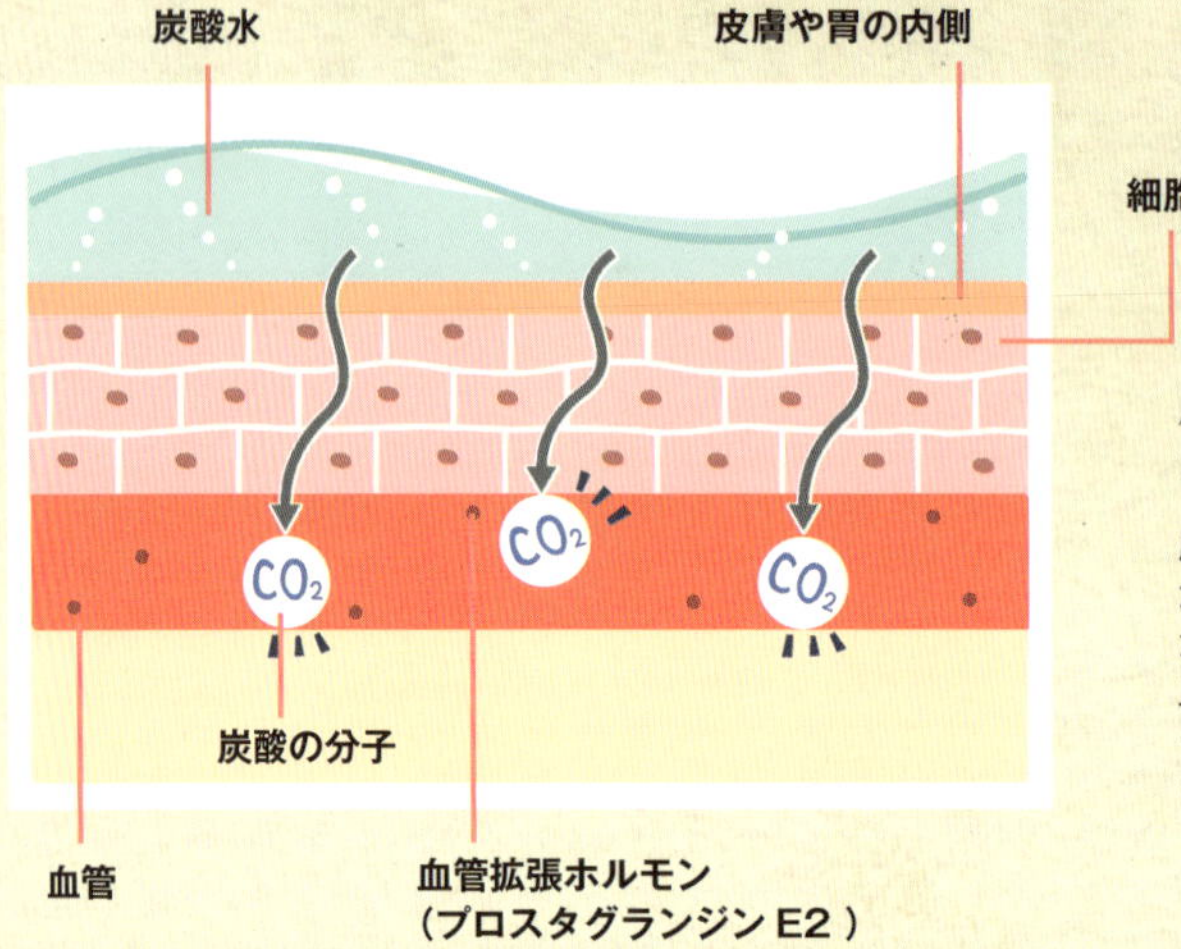

炭酸水で ホルモンが分泌

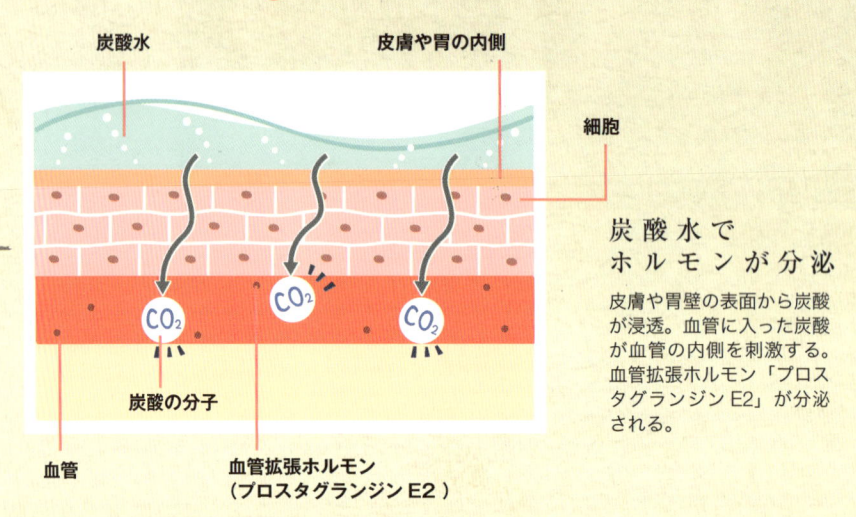

皮膚や胃壁の表面から炭酸が浸透。血管に入った炭酸が血管の内側を刺激する。血管拡張ホルモン「プロスタグランジン E2」が分泌される。

炭酸は水に溶けた状態だと、皮膚や胃腸の壁から浸透する

炭酸の注目すべき点としては、血管を拡張させる作用があります。

二酸化炭素の分子は、空気中ではまばらに存在しています。

しかし、水に溶けると、密度が高い状態で存在できるようになります。二酸化炭素の分子自体がとても小さいために、皮膚や胃腸の壁から浸透することができます。

分子が密に存在している水中の炭酸のほうが、空気にふれてガスになったものよりも効率よく浸透するのです。

浸透した炭酸が血管に入ると、血管の内側の壁を刺激します。そして、血管拡張ホルモンの「プロスタグランジンＥ２」が分泌されます。

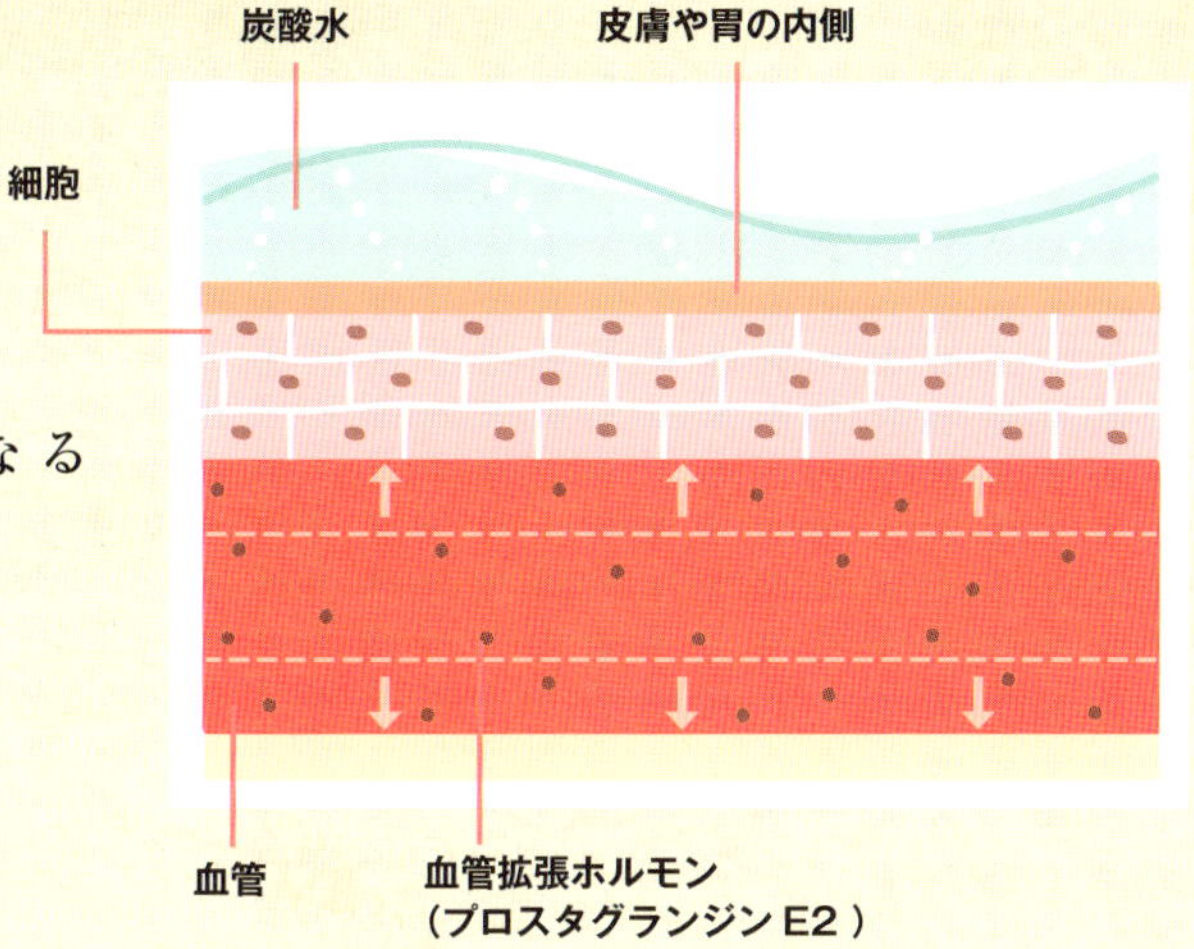

血管が広がり、血めぐりがよくなる

血管拡張ホルモンの作用で血管が広がり、血流が増える。酸素や栄養分が、それまでより細胞にいきわたるようになる。

この物質が血管を広げて、血流量が増えて血行がよくなります。

胃腸の血行がよくなって、ため込まない体に

炭酸水を飲むと、胃の内側の壁（内壁《ないへき》）に炭酸ガスの刺激が加わります。同時に内壁から炭酸が浸透し、胃の血管そのものが広がっていきます。

血行が改善されると、胃と腸が連動して動き出し、消化活動が活発になります。必要な水分や栄養が吸収され、老廃物は体外に排出されやすくなります。

老廃物がスムーズに排出されないと、ため込みやすく太りやすくなります。炭酸水は健康的で代謝のよい体をつくるサポートをしてくれるのです。

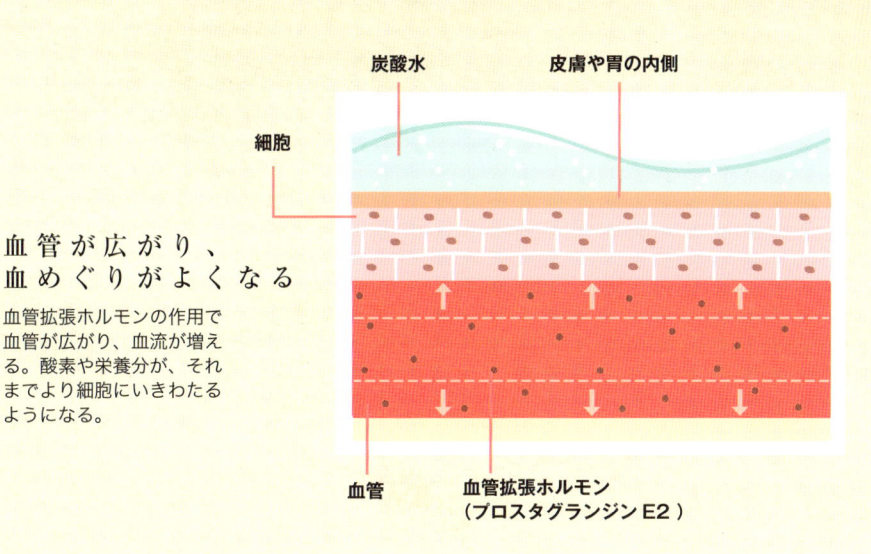

自宅でつくりたて炭酸水が楽しめる

ソーダマシンが人気

自宅で手軽に炭酸水をつくれる、家庭用のソーダマシンが人気。価格はだいたい7000〜2万円程度で、ホームセンターや雑貨店、インターネット通販などで購入できます。液化炭酸ガスがふくまれたカートリッジをソーダマシンにとりつけ、水を注ぐことで炭酸ガスが水に溶け込みます。

カートリッジは、10本入りで500〜1200円程度。1本で約1ℓの炭酸水がつくれます。ほしいときにほしい分だけつくることができ、コストは50〜80円（1ℓあたり。水道代を除く）と、経済的です。

高濃度の炭酸水をつくるコツは、冷蔵庫でよく冷やした水を使うこと。できた炭酸水は、濃度が下がる前に早めに楽しみましょう。

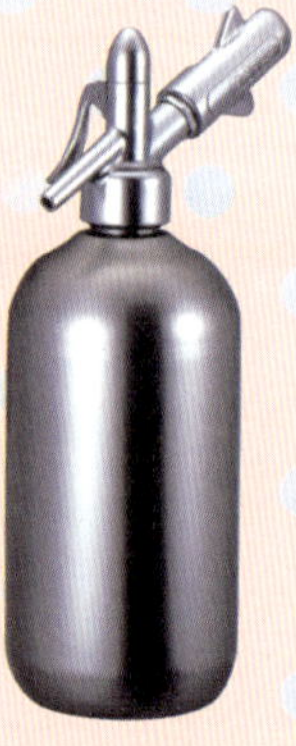

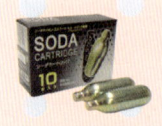

▲カートリッジ
10本入り1260円

カートリッジをボトルにとりつけて振ると炭酸水に。使う分だけ注ぐことができる。炭酸濃度を下げずに保存可能。
（「ステンレスサイホン」1万7850円
日本炭酸瓦斯　http://www.ntg.co.jp/）

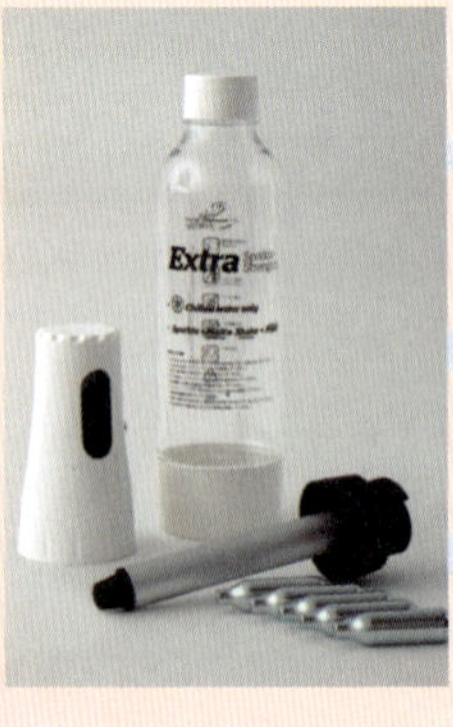

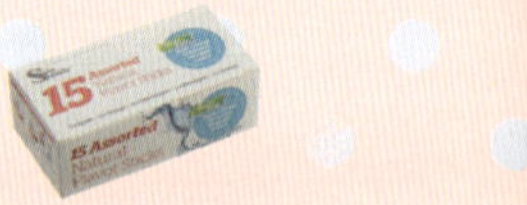

▲カートリッジ
10本入り500円

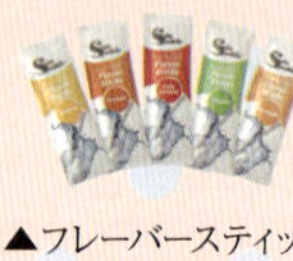

▲フレーバースティック
個包装15杯分500円

カートリッジをつけたチャージユニットをセットしてひねると炭酸水ができる。カクテル風のドリンクがつくれるスティックも。
（「ソーダスパークル シングルボトル〈1.0ℓ〉スターターキット」6900円
イデアインターナショナル
http://idea-in.com/）

Part 2

洗って、つけて
美肌・美髪になる

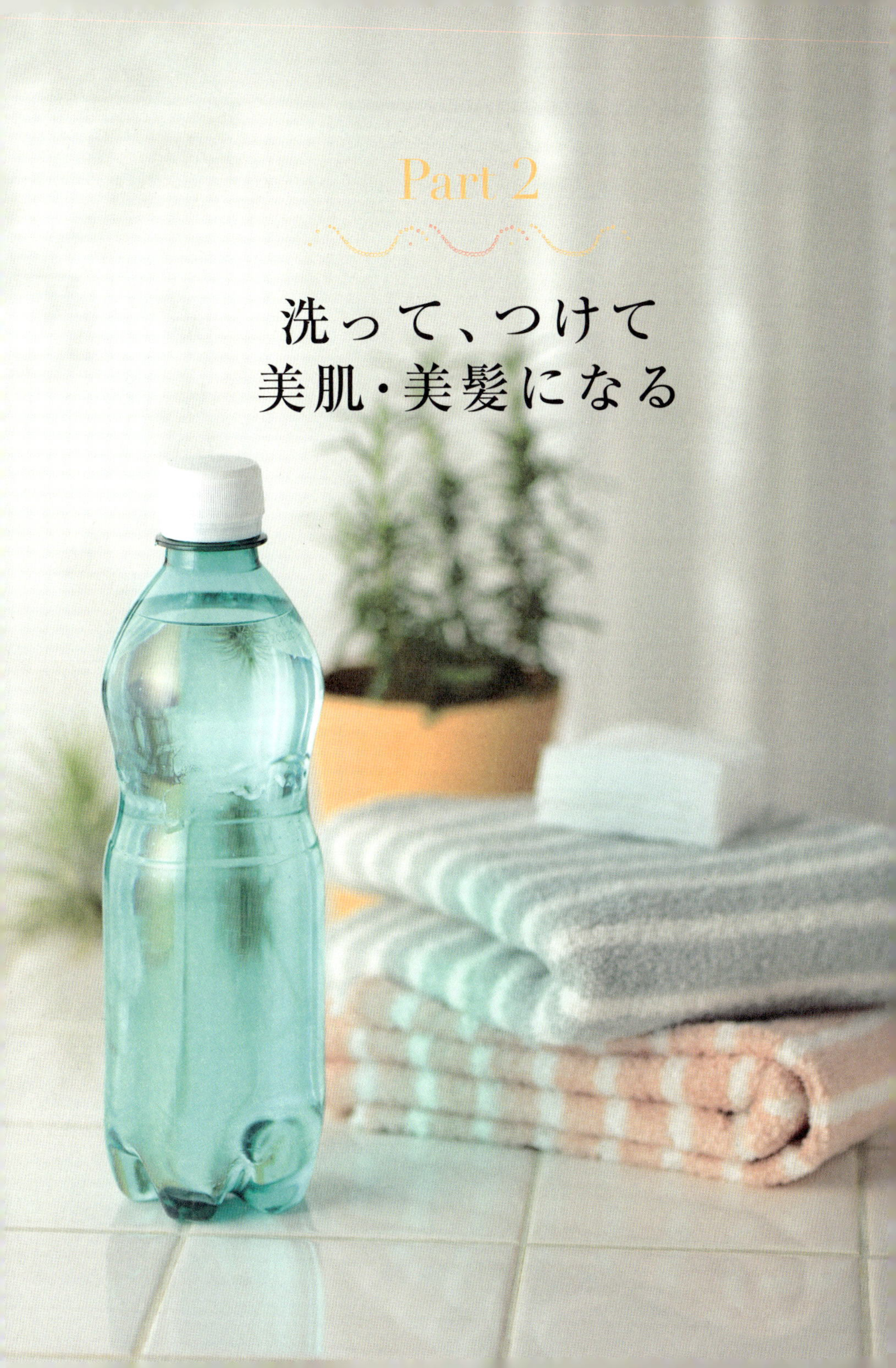

だから効く!

炭酸洗いで汚れがとれ、美しい肌&髪をキープ

炭酸水1本に基礎化粧品2種類の効果

炭酸水は洗顔フォームのように汚れを吸着する効果と、化粧水のようなアストリンゼン(ひきしめ)効果をあわせもっています。

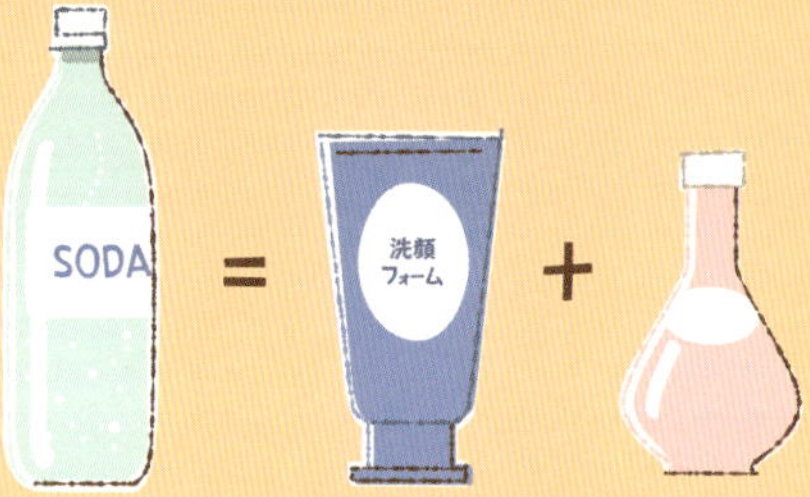

炭酸水　汚れ吸着効果　ひきしめ効果

炭酸水は、直接肌や頭皮･髪につけることで、つけた部分の血行を促進し、美肌、美髪にする効果があります。また、皮脂やほこりなどを吸着してとり除いたり、肌や髪をひきしめて表面をなめらかに整える効果も。いままで「ドリンク」としてしか楽しんでいなかった炭酸水を、肌や髪のデイリーケアにとりいれましょう。

美肌・美髪に導く3つの効果

1 泡が皮脂やほこりをとり除く

炭酸の泡には、汚れがあると吸着するという性質がある。肌や髪の余分な皮脂や細かいほこりをきれいにとり去ってくれる。

2 新陳代謝が活発になる

炭酸水にふれた部分は血行がよくなり、新陳代謝が活発に。肌のターンオーバー(P46)を促して美肌に。髪にもハリ・コシが。

炭酸水をつけるときの基本をマスター

あたためたいとき

炭酸水を直接肌や髪につけるのはちょっと冷たい……そんなときはペットボトルごと湯せんを。炭酸水は実際の温度より体感温度が２℃程度高くなります。開栓前のペットボトルを40℃くらいのお湯に５～10分程度つければOK。40℃以上にあたためると、炭酸ガスが気化して逆に効果がなくなるので注意。

入浴時なら、40℃くらいのお風呂のお湯で湯せんするのがお手軽。

NG!

電子レンジを使うのはNG。ペットボトルが溶けたり、膨張して破裂することがあるので注意して。

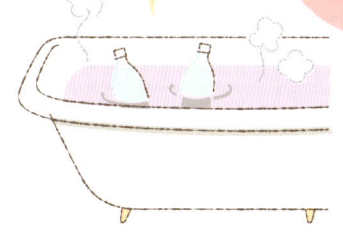

炭酸水を密着させたいとき

血行促進やひきしめ効果を狙うときは、炭酸水をかけ流してしまうより、できるだけ密着させて肌や頭皮、髪にとどめたほうがベター。洗面器にタオルを入れて、使う分だけペットボトルの炭酸水をしみ込ませて。炭酸水をムダなく使うことができて経済的です。

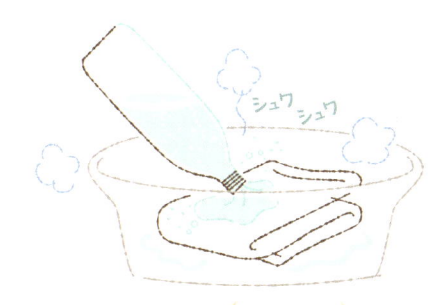

炭酸水は、その濃度が高いほどさまざまな効果を得やすくなる（P10）。使う直前にしみ込ませるのがコツ。

水分をふくむと重くなるので、薄手のタオルが、扱いやすくおすすめ。

3

肌、髪がなめらかになる

炭酸水は真水に比べてアストリンゼン（ひきしめ）効果が高い。肌のきめ、髪の表面（キューティクル）が整う。

Let's Try!

炭酸メイクオフ

炭酸水でメイクの汚れをとり去る

美肌の基本は、毎日の汚れをきちんととり除くこと。とくにメイクの汚れは落としにくいもの。汚れが残ってしまったり、逆にメイクを落とそうと必死になって、肌をこすりすぎていためてしまうことも。メイク落としでさっと汚れを落としたら、炭酸水を使って残った汚れをしっかりオフしましょう。

まずはふだんどおりメイク落としを

オイルやクリーム、ソープなどを使って、ふだんどおりメイクを落とします。

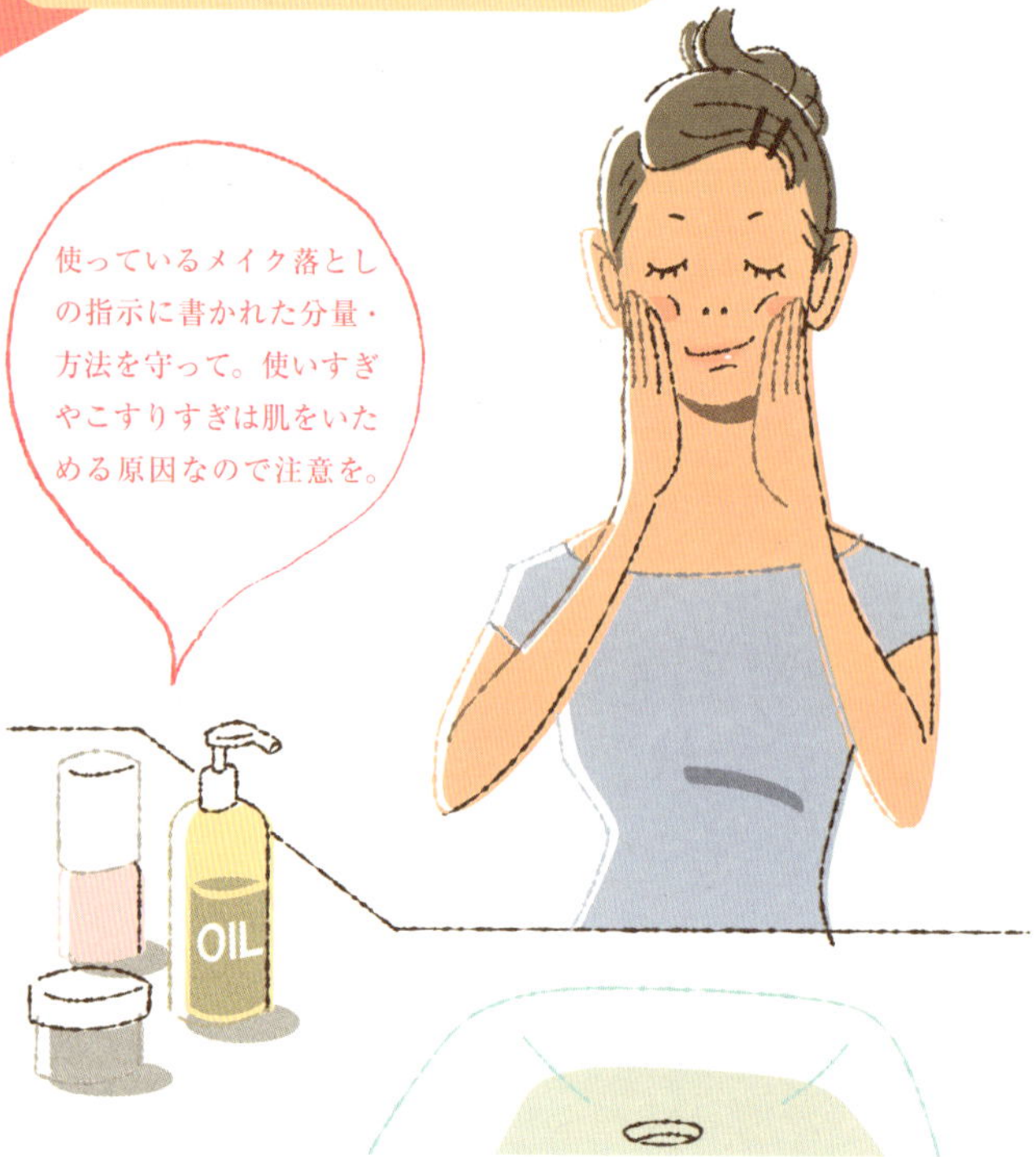
使っているメイク落としの指示に書かれた分量・方法を守って。使いすぎやこすりすぎは肌をいためる原因なので注意を。
OIL

洗面器に炭酸水をはって顔をつける

洗面器に炭酸水をはって、水をかきまぜないように静かに顔をつけて。炭酸水が肌に密着するため、泡が汚れを吸着してとり除いてくれます。長くつけたほうが効果は高くなります。息継ぎしながら1分程度つけてみましょう。

フルメイクの日はしっかりオフ

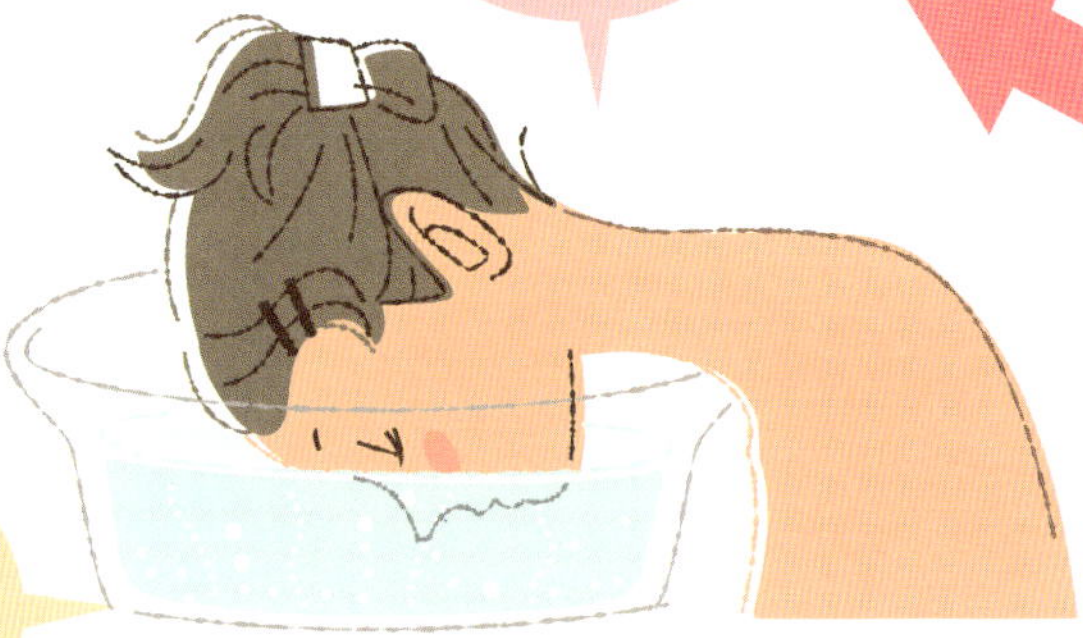

炭酸は、水のなかでは異物（うぶ毛、皮脂、ほこりなど）に反応すると気泡をつくる。

軽いメイクの日は部分オフ

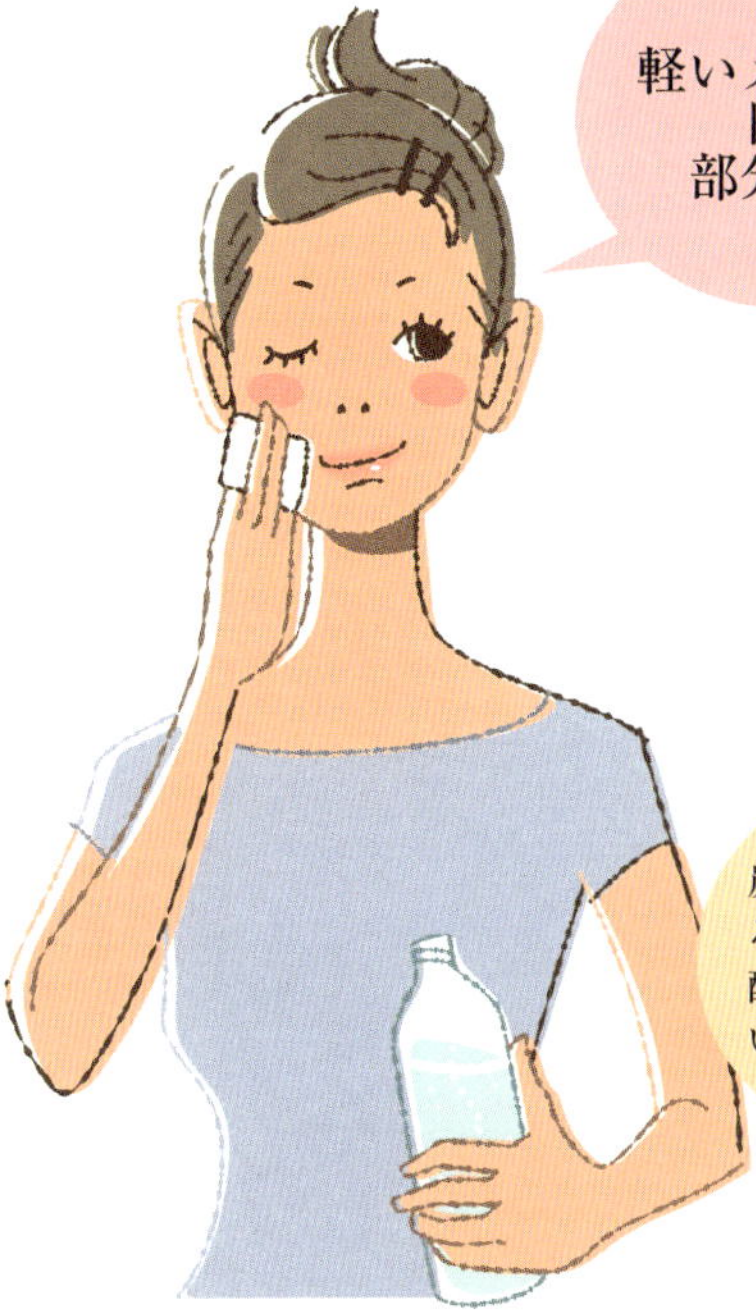

コットンにふくませてふき取る

炭酸水をコットンにたっぷりしみ込ませて、メイクの落とし残しが気になる部分に。コットンを押さえるように肌に密着させてからふき取ります。1カ所ふき取ったら新しいコットンにかえて、その都度、炭酸水をしみ込ませましょう。

炭酸水は静かに傾ける。コットンには炭酸水がしたたるくらいしみ込ませて。

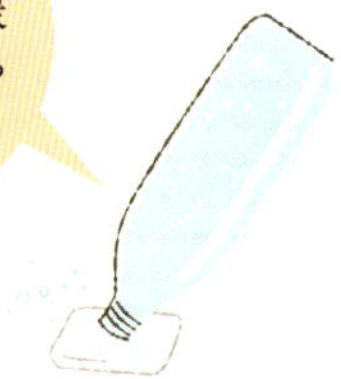

Let's Try!

炭酸洗顔

洗顔後のすすぎを炭酸水でさっぱりと

朝晩の洗顔のとき、仕上げに炭酸水を使ってみましょう。炭酸水をふくませたタオルを顔全体に押しあててからふき取ります。炭酸水で最後のすすぎをすれば、おでこや鼻などの気になる皮脂の残り、テカリを減らすことができます。

洗い流しに炭酸水を使ってもＯＫ。ペットボトルの炭酸水を直接かけたり、洗面器に炭酸水をはり、ガスが抜けないようにそっと顔をつけて（Ｐ43）。

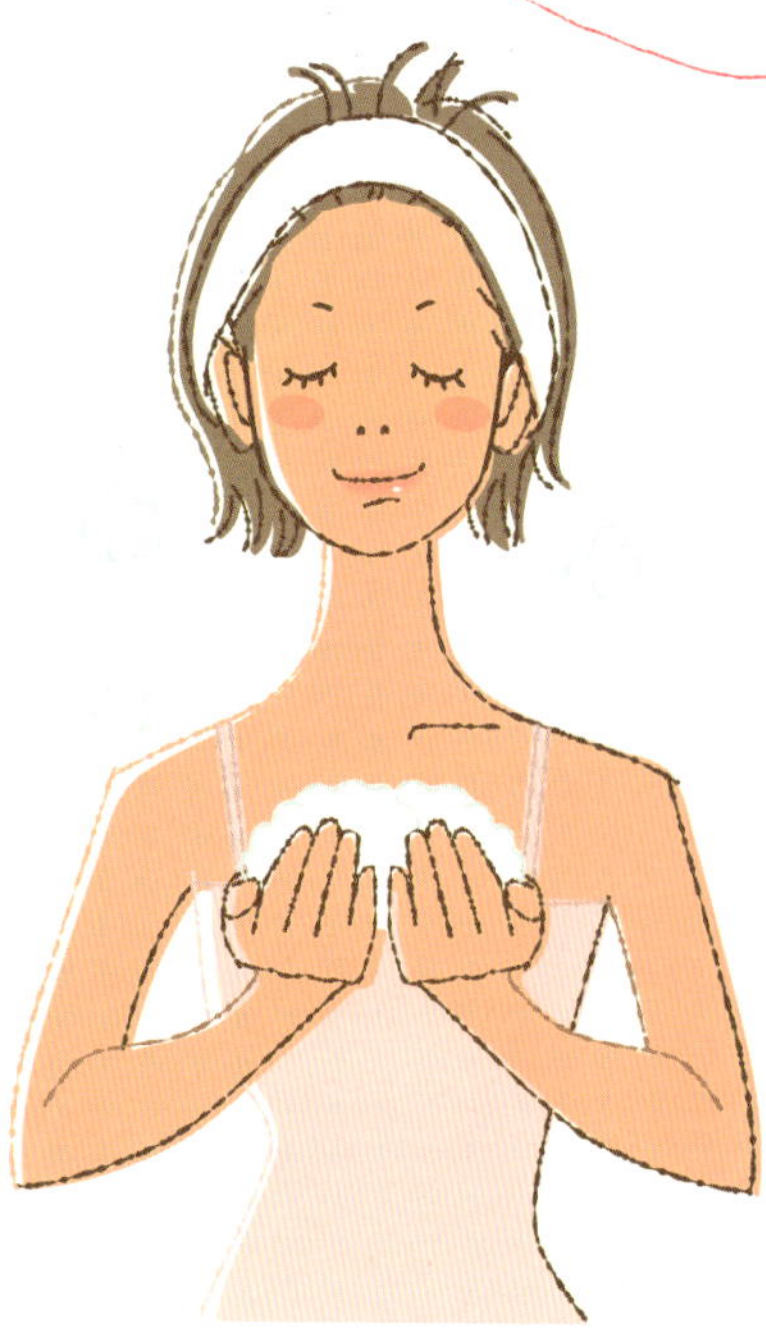

1 いつもの洗顔をする

石鹸や洗顔フォームを使って、ふだんどおり洗顔をし、真水で泡を流します。

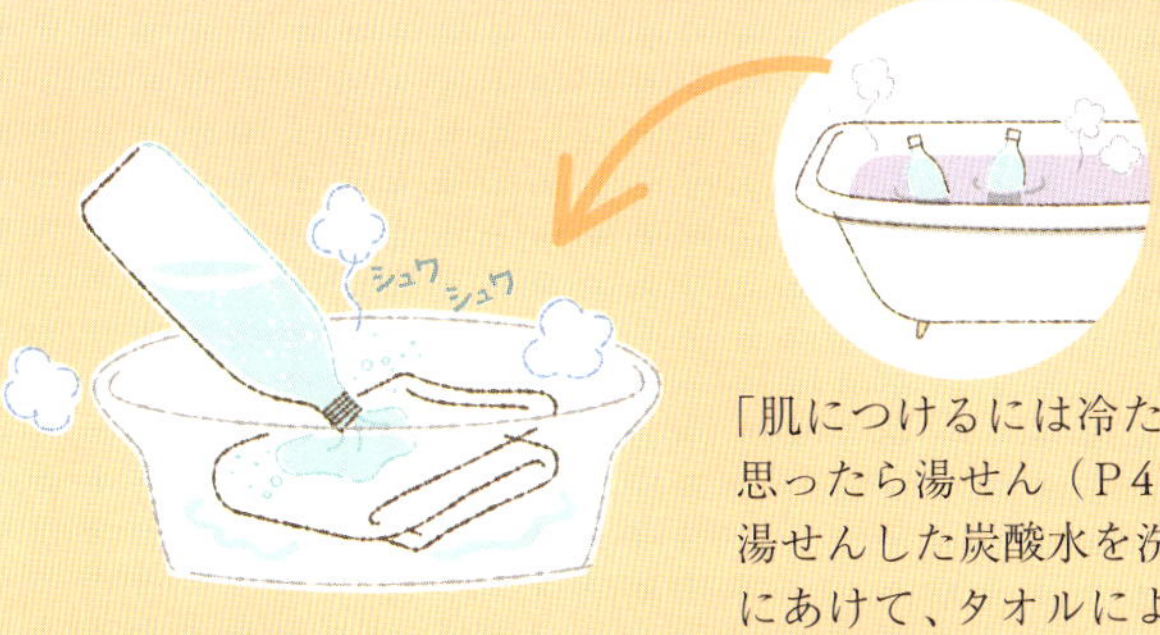

「肌につけるには冷たい」と思ったら湯せん（P41）を。湯せんした炭酸水を洗面器にあけて、タオルによくしみ込ませて。

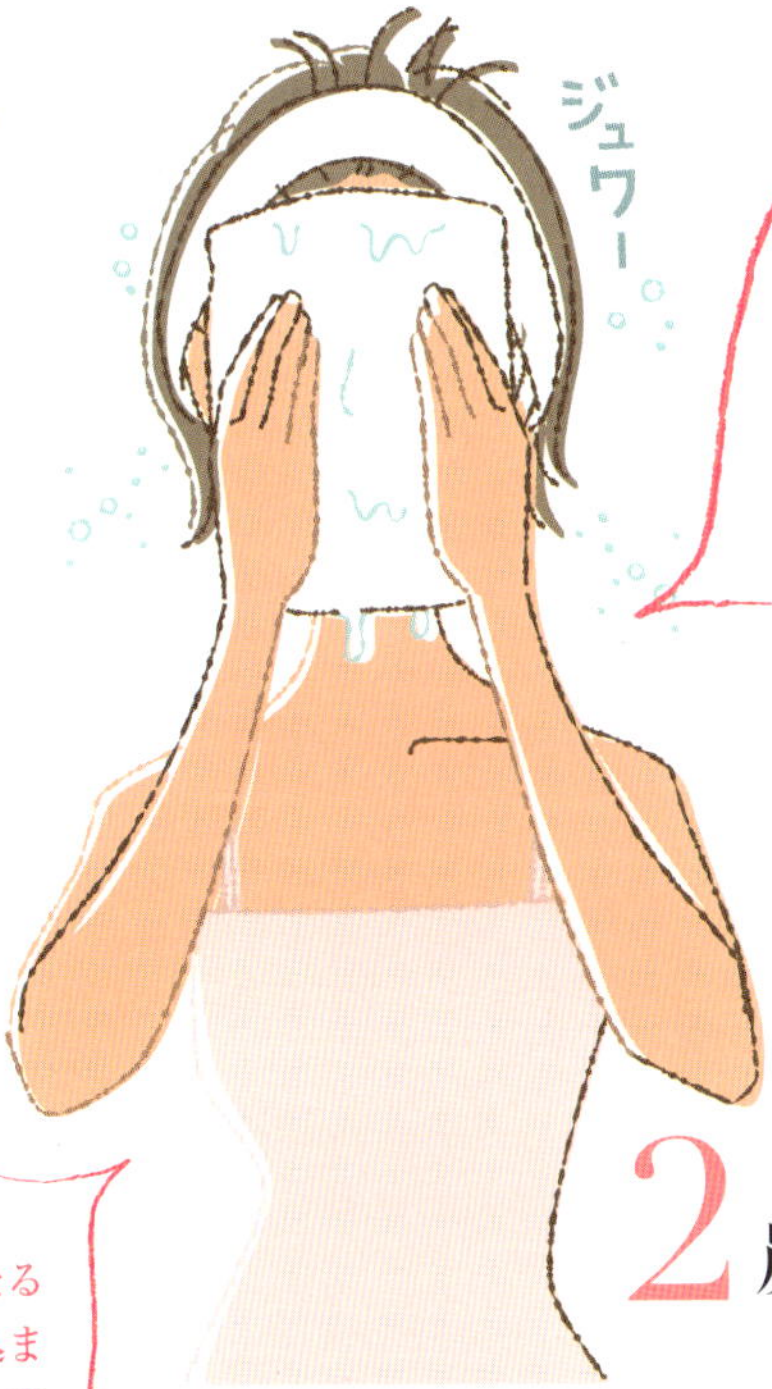

肌のpH（ペーハー）は弱酸性。洗顔料を使うと、一時的にアルカリ性に傾き、肌に負担がかかることも。炭酸水は弱酸性なので、肌に負担がかからず、また、乱れたpHも整えてくれる。

炭酸水をしたたるくらいにしみ込ませたタオルを、顔にあてる。

2 炭酸水で洗い流し

洗い残した汚れや皮脂をとり除くために、炭酸水で仕上げ洗いをしましょう。顔全体を包むようにして手で覆い、炭酸水をじっくりいきわたらせてからタオルをはずします。

Let's Try!

炭酸ホットパック

フェイスタオルと炭酸水でパック

バスタイムにフェイスタオルを使って、炭酸ホットパックをしましょう。炭酸水は、肌に密着させることで、細胞に炭酸が浸透します。10～15分くらいたつと、血行がよくなり、顔が熱くなって細胞が活性化します。ホットパックをつづけると、ターンオーバー（28日周期の肌の新陳代謝）も促され、美肌をキープできます。

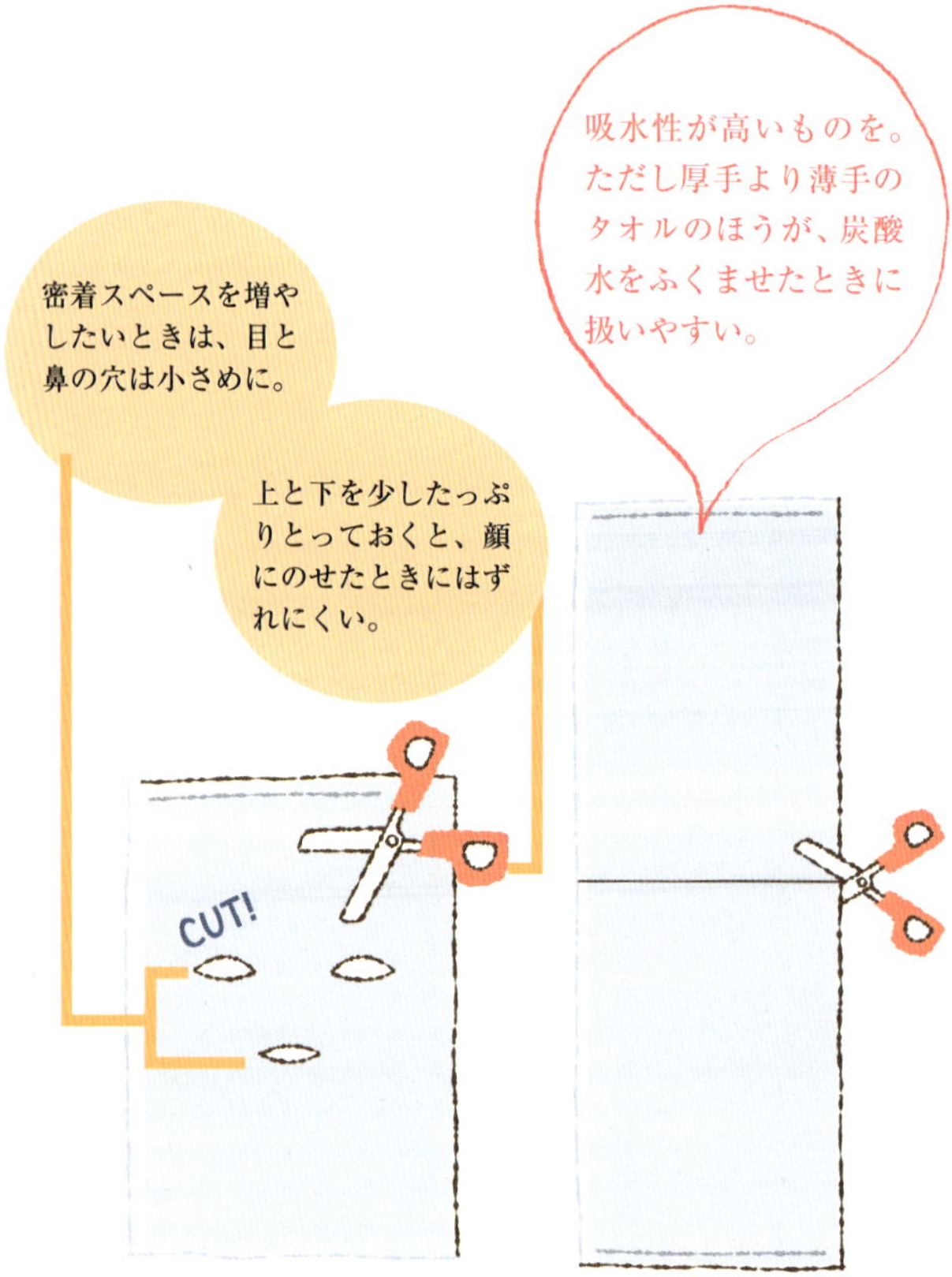

吸水性が高いものを。ただし厚手より薄手のタオルのほうが、炭酸水をふくませたときに扱いやすい。
密着スペースを増やしたいときは、目と鼻の穴は小さめに。
上と下を少したっぷりとっておくと、顔にのせたときにはずれにくい。
CUT!

1 自分専用のタオルシートをつくる

まず、薄手のフェイスタオルを用意します。半分にカットし、顔にタオルをあてて、自分の目と鼻の位置を確認。位置が合うように、はさみで穴をあけます。

落ちないようにタオルシートの上部をターバンやヘア用タオル（P58）ではさんでもOK。

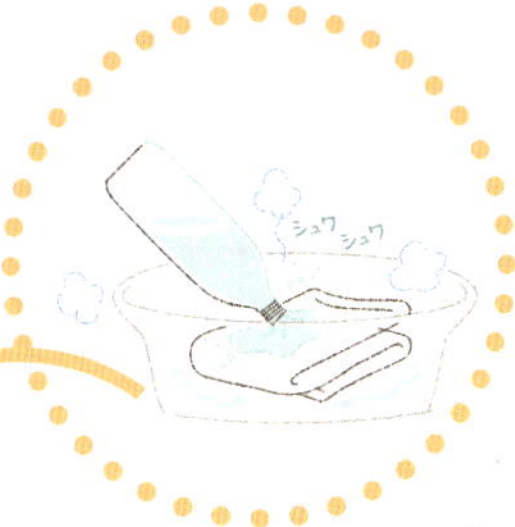

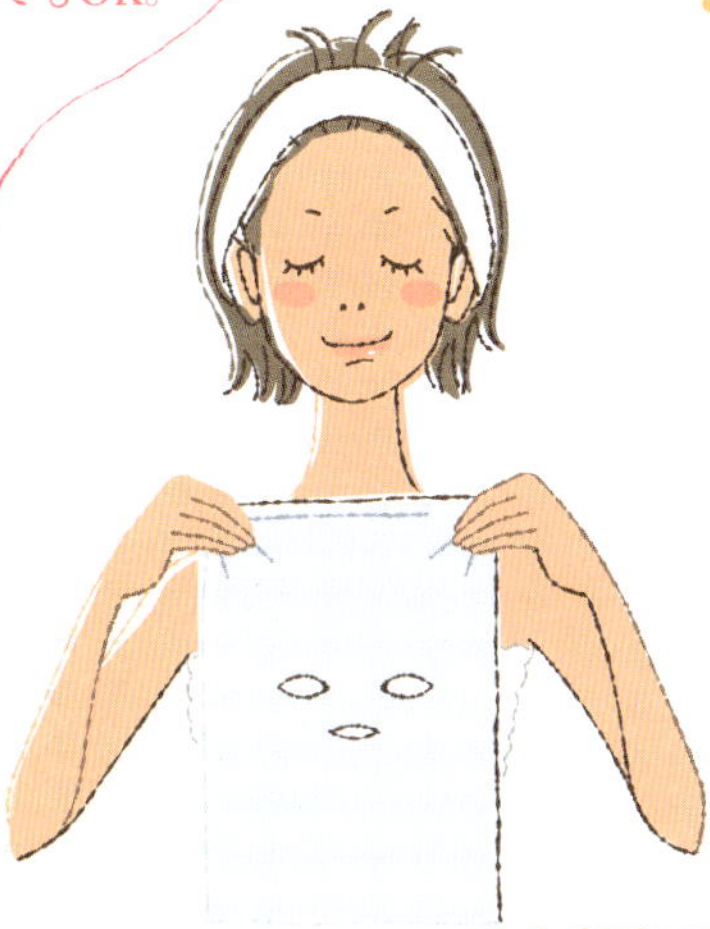

2

タオルシートに炭酸水をふくませて顔につける

洗面器にタオルシートを入れて、その上から炭酸水をしみ込ませます。ひたひたにぬらしたまま、しぼらずに顔へ。

10分を超えると顔がじんわり熱〜くなっていきます！

タオルシートをさわって、ときどきかわき具合をチェック。ツボ押し（P49）を加えると血行がさらに促進。

タオルを巻いて枕にする。バスタブのふちに置いて、首にあてると楽な姿勢でいられる。

3

ホットパックしたまま 10〜15分

炭酸水にふくまれる炭酸ガスが、肌から浸透して血行をよくするまで、10〜15分かかります。半身浴（P76）などを楽しみつつ、バスタブでリラックスしながら待ちましょう。

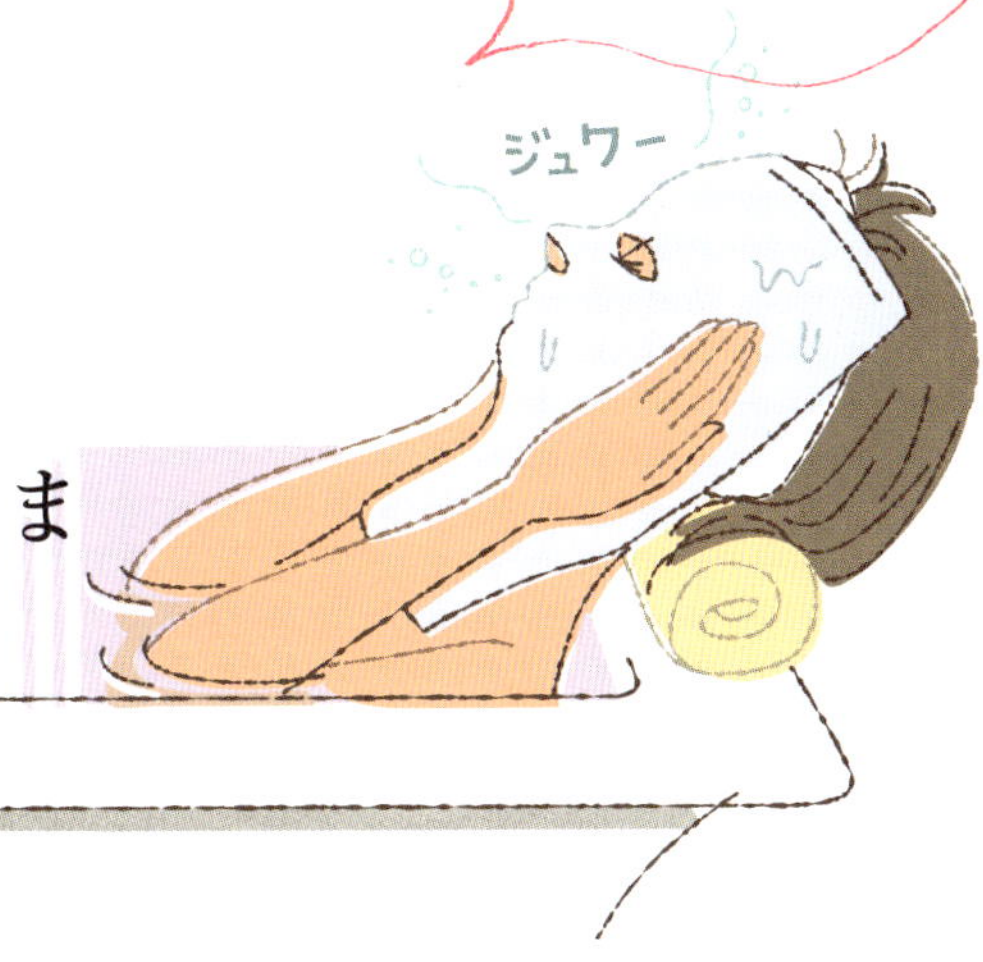

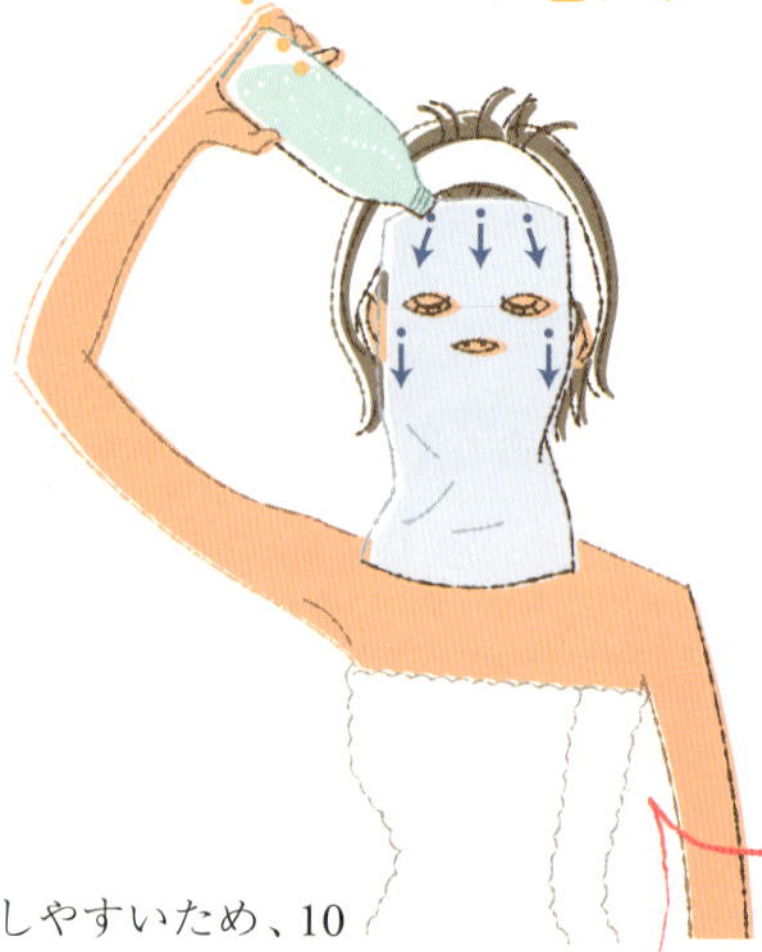
タオルシートをはずすと、顔だけポカポカ、ピンク色に！
顔の上のほうから順番に。複数のポイントから流すと、まんべんなく炭酸水が顔にいきわたる。
少しずつこまめにペットボトルから炭酸水をかけ流すのが、高い濃度で効果を得るためのコツ。

4
かわいてきたら、炭酸水をたす

炭酸水は、真水に比べると気化しやすいため、10〜15分のあいだにタオルが乾燥してしまいます。ペットボトルの炭酸水をそのままタオルシートにしみ込ませて、つぎたします。15分程度たってから、シートをはずしましょう。

タオルを2本使って首やデコルテも集中ケア

顔と同じ要領で、たるみやシワが出やすい首やデコルテ（胸元）のホットパックも。パックした部分の細胞が元気になり、肌がふっくらしてハリも生まれます。

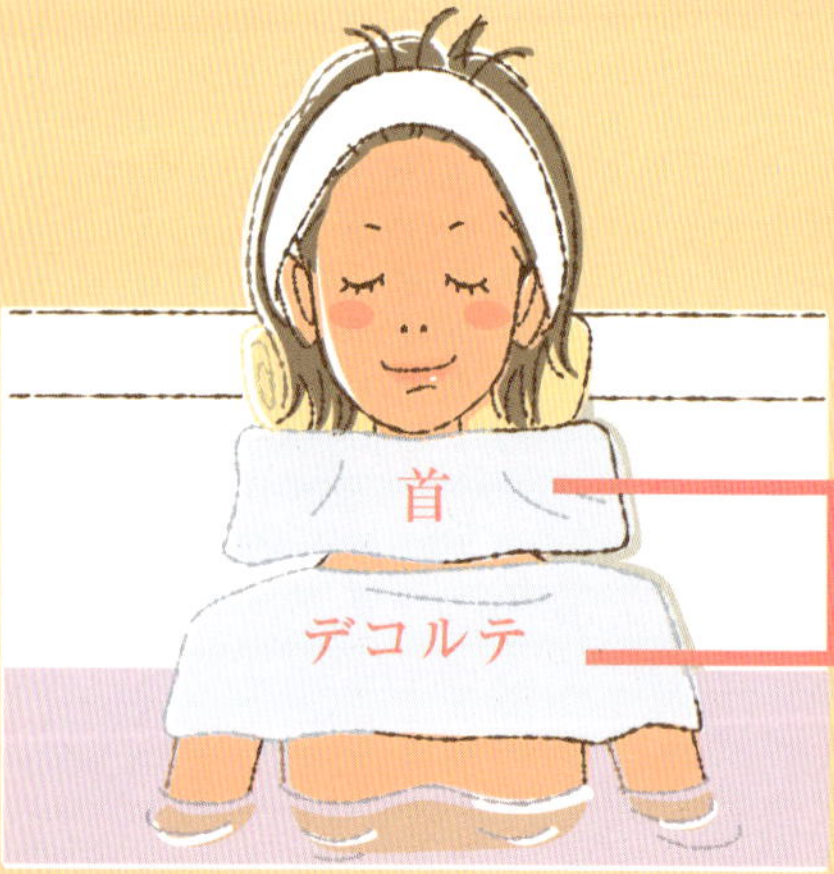
首
デコルテ
炭酸水をしみ込ませたタオルを首やデコルテに巻く。

炭酸ホットパックの15分を利用！

ツボ押しで美顔

ホットパックで血行がよくなっているところにツボ押しでさらにめぐりをよくして。東洋医学では、体のなかに気の通り道（経絡《けいらく》）があり、気が集中するポイントをツボだと考えます。ツボを押すと、血液だけでなく、気やリンパのめぐりもよくなります。

ツボの押し方は？

ツボは左右対称に存在する。親指の腹や、人差し指の先を使い、左右のツボを刺激。5秒くらい押して、ゆっくり離す。これを深呼吸しながら何度かくり返して。

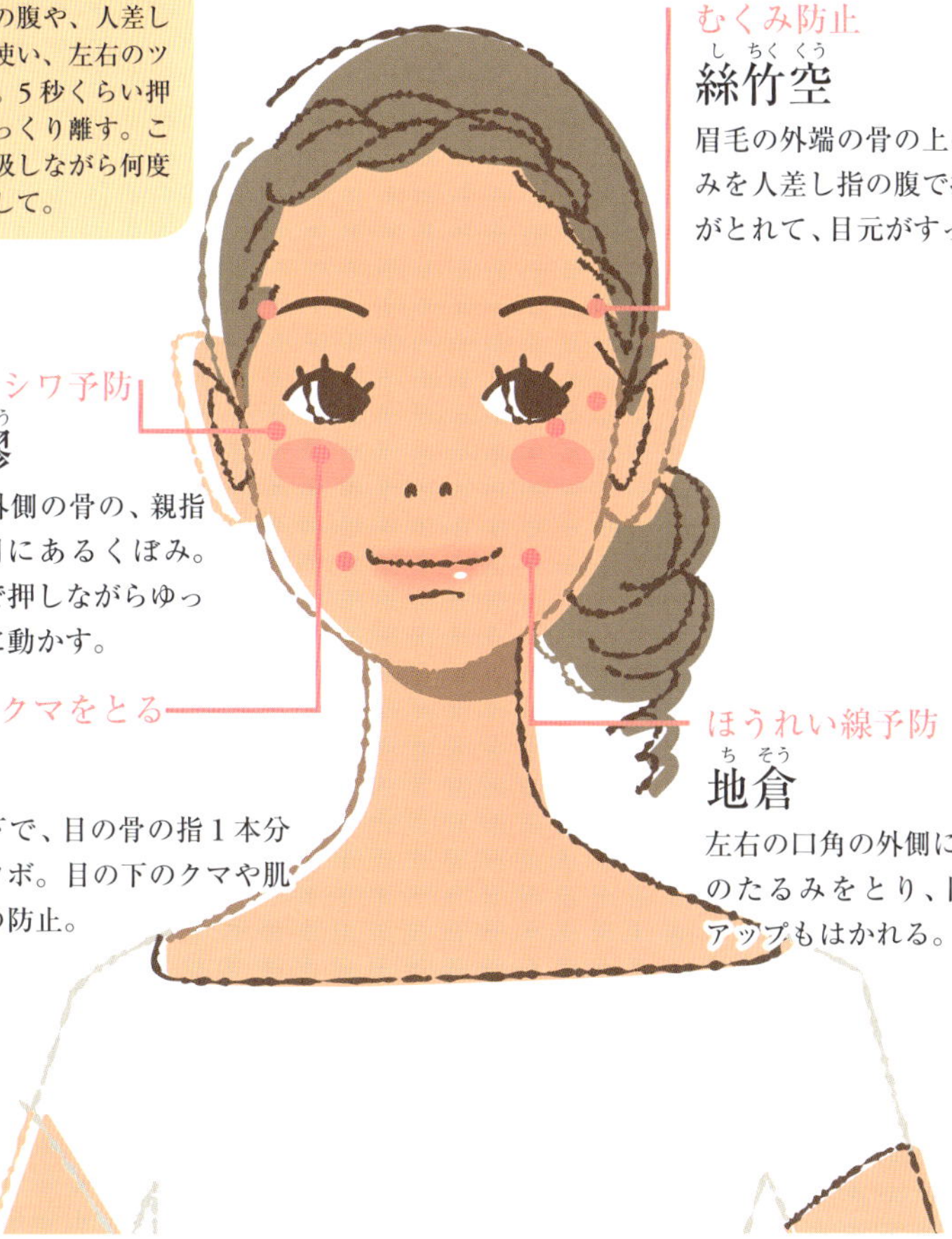

目のまわりのむくみ防止

絲竹空《しちくくう》

眉毛の外端の骨の上の小さなくぼみを人差し指の腹で押す。むくみがとれて、目元がすっきり。

目じりのシワ予防

瞳子髎《どうしりょう》

目じりの外側の骨の、親指1本分外側にあるくぼみ。人差し指で押しながらゆっくり上下に動かす。

目の下のクマをとる

四白《しはく》

黒目の真下で、目の骨の指1本分下にあるツボ。目の下のクマや肌のくすみの防止。

ほうれい線予防

地倉《ちそう》

左右の口角の外側にあるツボ。頬のたるみをとり、同時にリフトアップもはかれる。

Let's Try!

炭酸＋化粧水でオリジナルのマスクを

炭酸シートマスク

入浴後の基礎化粧にシートマスクの炭酸パックを加えて。15分間パックすると、化粧水の美肌効果と血行促進効果が合わさって、肌がイキイキします。

炭酸化粧水は、高濃度の効果を得るために、開栓したてのペットボトルを使うのが、もっとも効果があります。

1 シートマスクを用意して、炭酸水にひたす

市販の何もふくまれていないシートマスクに炭酸水をふくませて、オリジナルのパックを楽しみましょう。アロマオイルを使った手づくり化粧水（P59）や、市販の化粧水に炭酸水をプラスしてもOK。約15分パックしましょう。

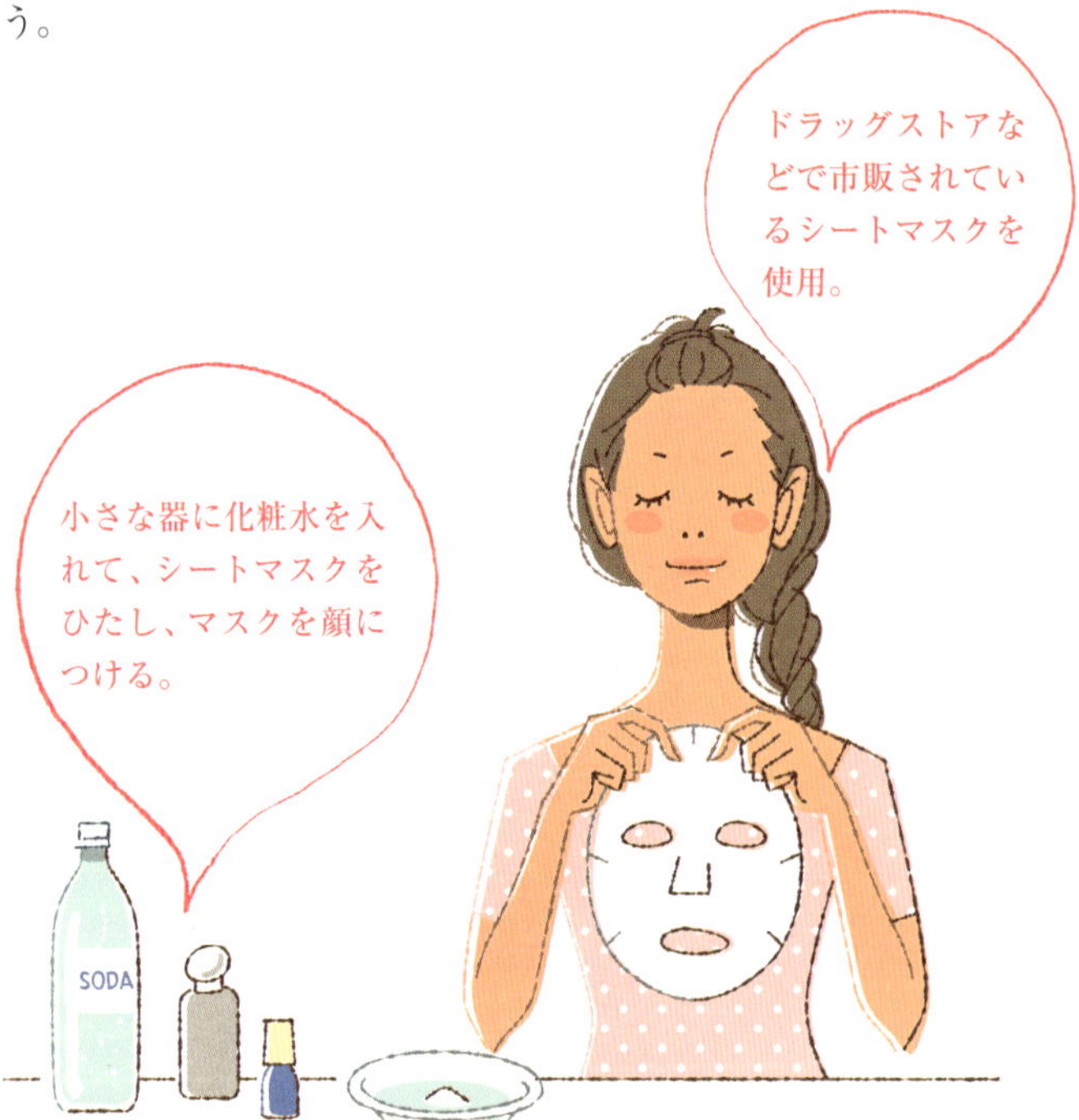
ドラッグストアなどで市販されているシートマスクを使用。
小さな器に化粧水を入れて、シートマスクをひたし、マスクを顔につける。
SODA

「手づくり炭酸化粧水のつくり方は？」► P59

!

caution

保湿を乳液やクリームで補って

シートマスクにふくませるものは、炭酸水だけでもかまいません。ただし、炭酸水には保湿効果はありません。シートマスクを使ったあとは、乳液や保湿クリームで肌を整えましょう。

スプレーボトルで噴霧すると、炭酸ガスは抜けて濃度は低下。しかし真水より効果はある。水分補給用として使用して。

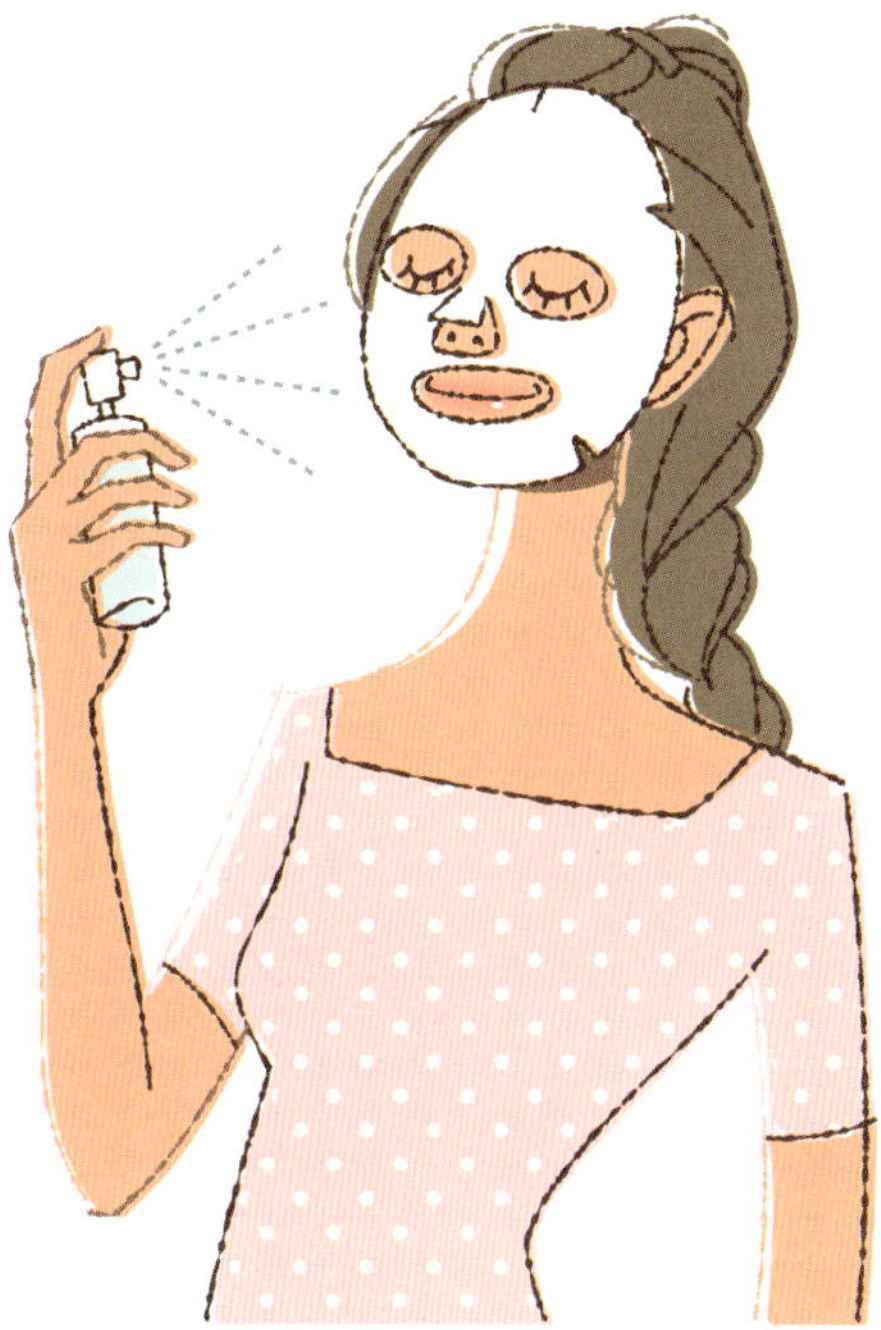

2

乾燥したら炭酸水を追加

余った炭酸水をスプレーボトルに入れておきます。途中でシートマスクが乾燥してきたらマスクの上からふきかけて補いましょう。

Let's Try!

炭酸コットン集中パック

炭酸コットンをつけてくすみ、シワの予防を

炭酸水が肌にふれると、その部分の血行がよくなり、細胞が活性化。肌のターンオーバー（P46）を促します。炭酸水をふくませたコットンを気になる部分にあてます。10～15分で血行改善効果が得られ、うっすら赤みを帯び、肌細胞が集中的に回復します。気になるくすみや傷のリカバー、シミ、シワ、ほうれい線の予防にも。

目のまわりのクマや顔のくすみ改善

疲れがたまってくると、顔の血行が悪くなって顔色がくすみがちに。とくに目のまわりや下が黒くくすんでいたら、その部分に炭酸コットンを重ねづけして。

ペットボトルから直接コットンにたっぷりと

コットンを2～3枚重ねて、ペットボトルから直接コットンに炭酸水をしみ込ませましょう。小さな器で受けるとムダなくふくませることができます。

手づくり化粧水（P59）を使ってもOKだが、血行改善効果を集中的に得たいなら、炭酸水そのもののほうが効果的。

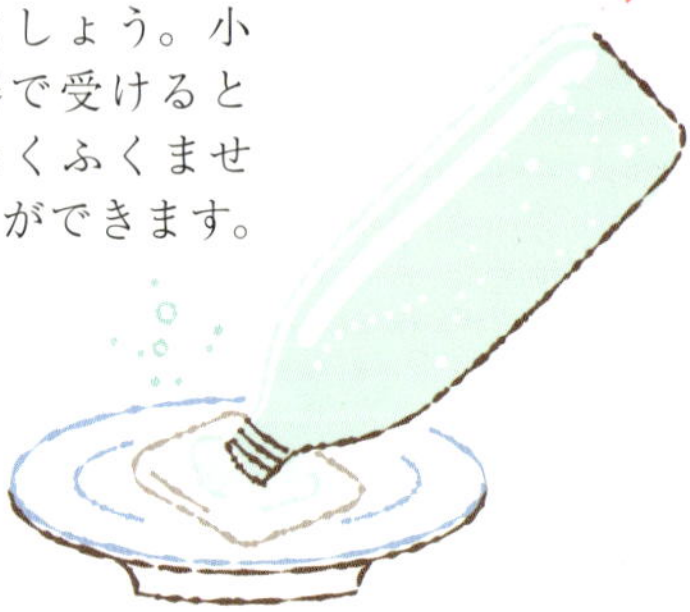

10～15分 パックして

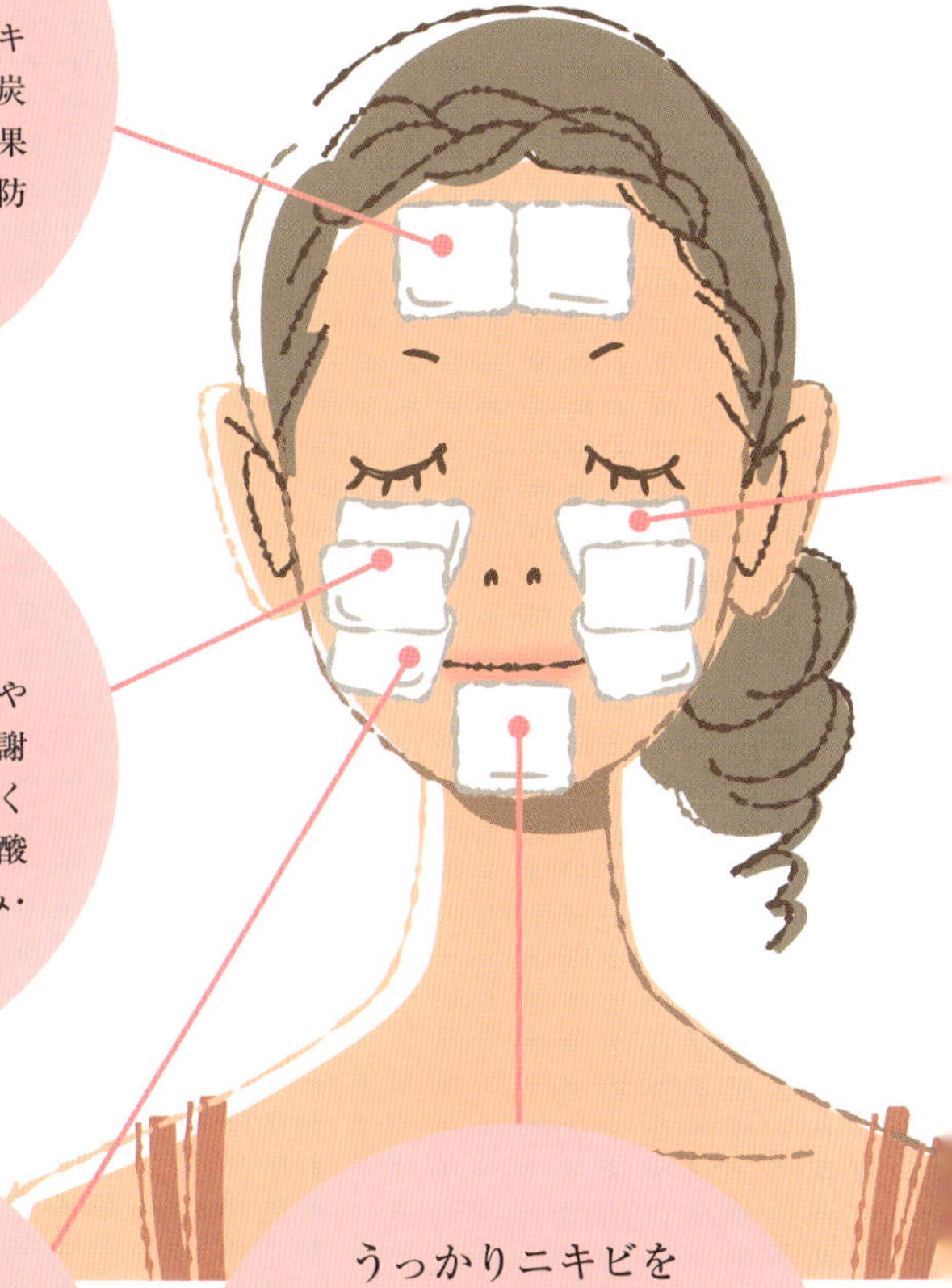

おでこにできやすい ニキビケアに

おでこは皮脂が多く集まり、ニキビや吹き出物が出やすい部分。炭酸水は余分な皮脂をとり除く効果もあるため、おでこのニキビ予防にも。

日焼けがひいたあとの シミ、シワ予防に

日焼けのあと、シミやシワになりやすい頬骨周辺をパック。新陳代謝が促進され、色素沈着を防いでくれる。ただし、日焼け直後に炭酸水をつけると、炎症による赤み・痛みを助長してしまうのでNG。

頬のたるみ、ほうれい線予防に

肌細胞が活性化されると、肌にハリとふくらみが生まれる。とくにたるみやすい頬を集中パックすれば、ほうれい線の予防にも。

うっかりニキビを つぶしてしまったときに

気になるあご周辺のニキビや吹き出物。うっかりつぶして傷をつくりやすいもの。炭酸による細胞活性化によって、傷の修復のスピードがアップ。おでこ同様にニキビや吹き出物のケアにも。

Let's Try!

炭酸洗髪

炭酸水で洗ってサラツヤヘアに

炭酸水を使ったヘアケアは、街のヘアサロンでも話題。炭酸水のペットボトルでもヘアケア効果が得られます。下洗いからすすぎまで洗髪のポイントごとに炭酸水を使ってみましょう。頭皮や髪の汚れがきれいに落ちるため、シャンプーやトリートメントの美髪効果が得やすくなります。頭皮の血行もよくなります。頭皮から元気になり、ツヤのあるサラサラヘアに。

1 炭酸水で下洗いをする

シャンプーの前に炭酸水で髪をぬらします。炭酸水のペットボトルを手にとり、空いているほうの手で受けながら、髪と頭皮に炭酸水をなじませましょう。

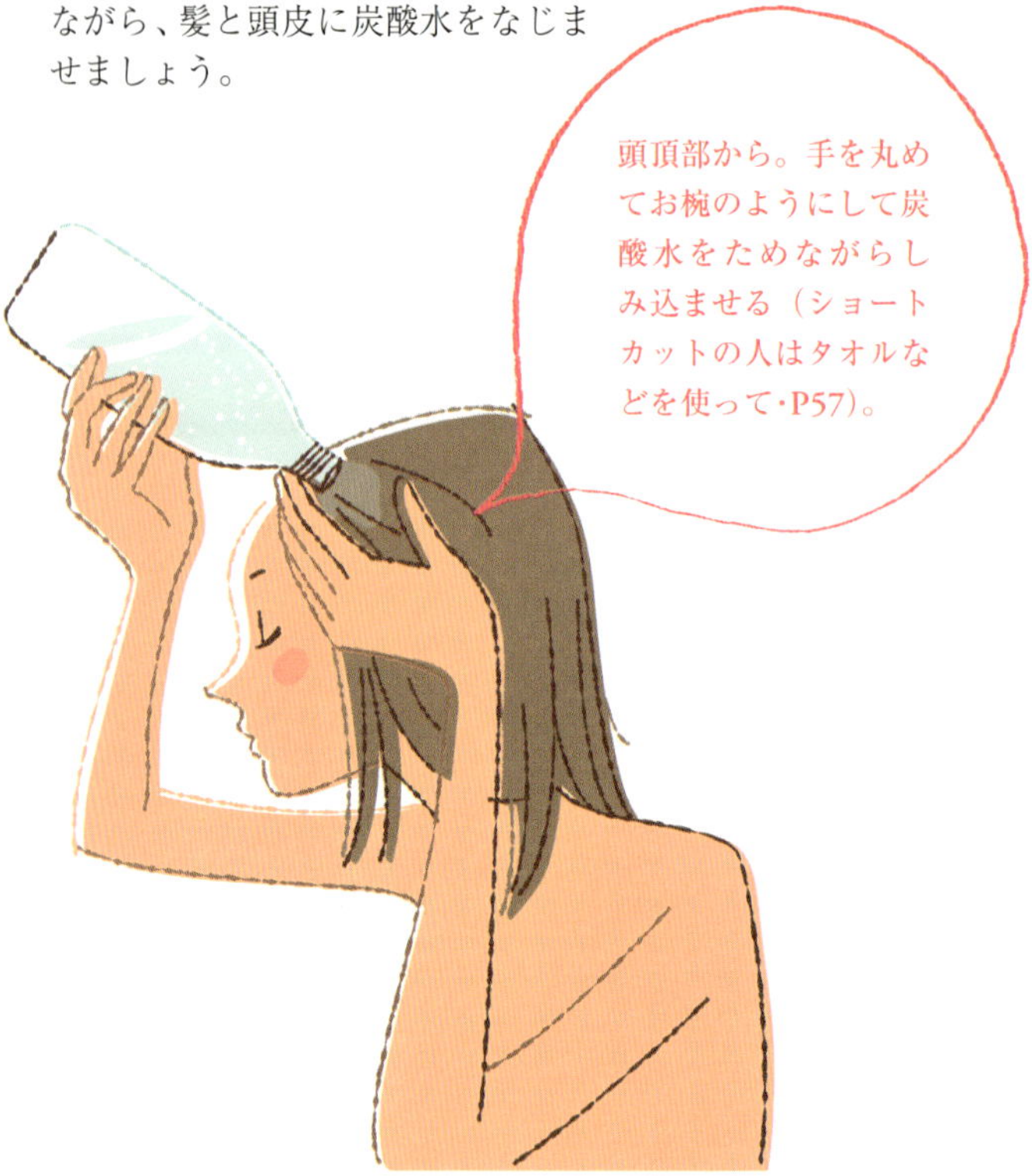
頭頂部から。手を丸めてお椀のようにして炭酸水をためながらしみ込ませる（ショートカットの人はタオルなどを使って・P57）。

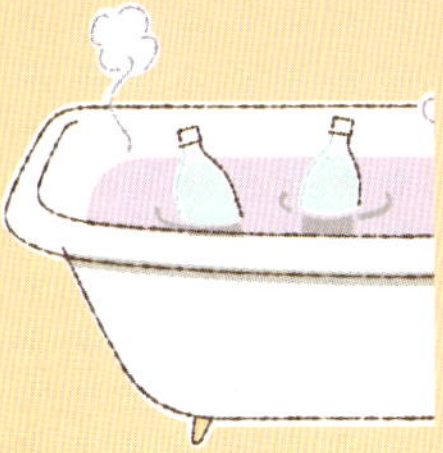

炭酸水を低温で頭皮につけるのが冷たいときは、お風呂などで湯せんしてあたためて使いましょう(P41)。

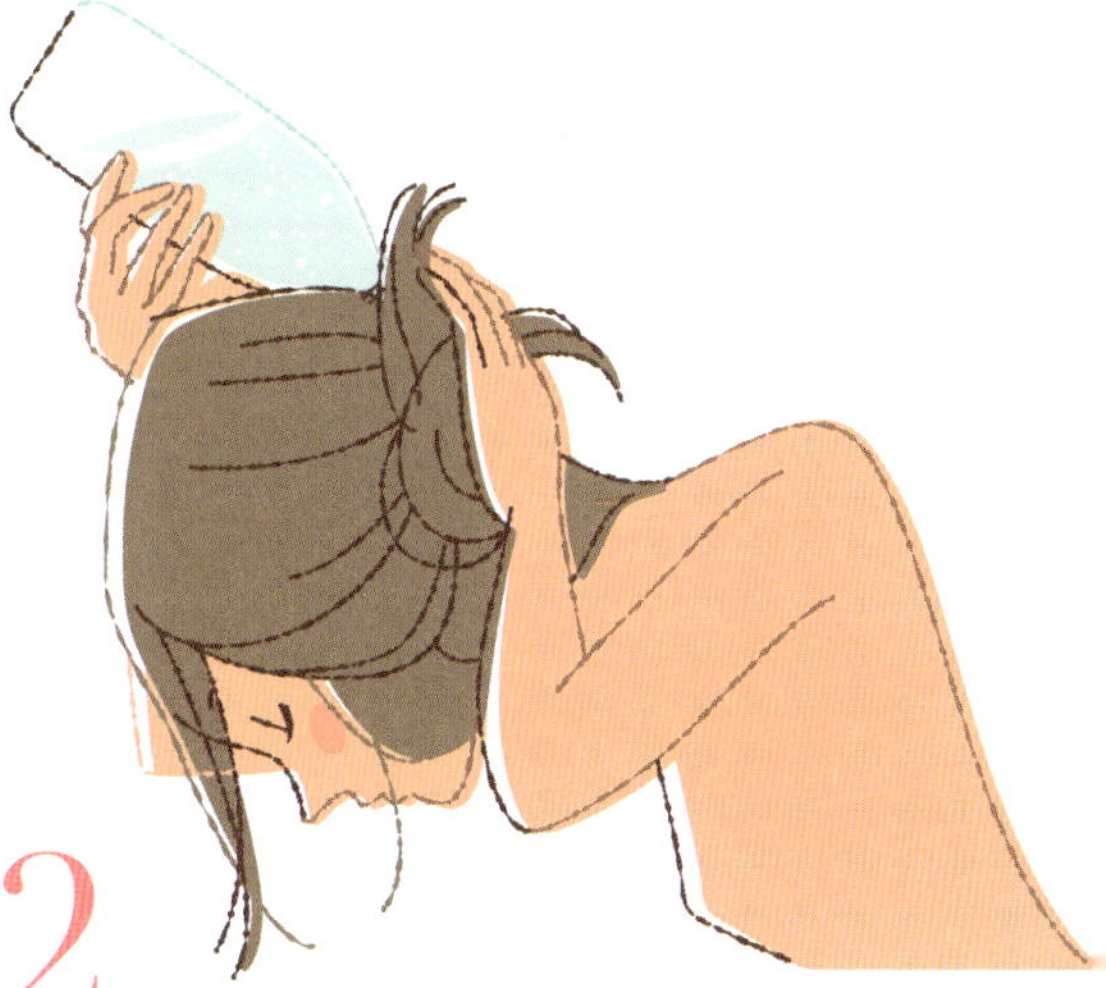

2
耳の後ろやえりあしもまんべんなく

耳の後ろやえりあしなどもまんべんなく炭酸水を流します。数カ所にわけてかけて、頭皮全体に炭酸水をいきわたらせましょう。

3
髪を手でおさえて、炭酸水をもみ込む

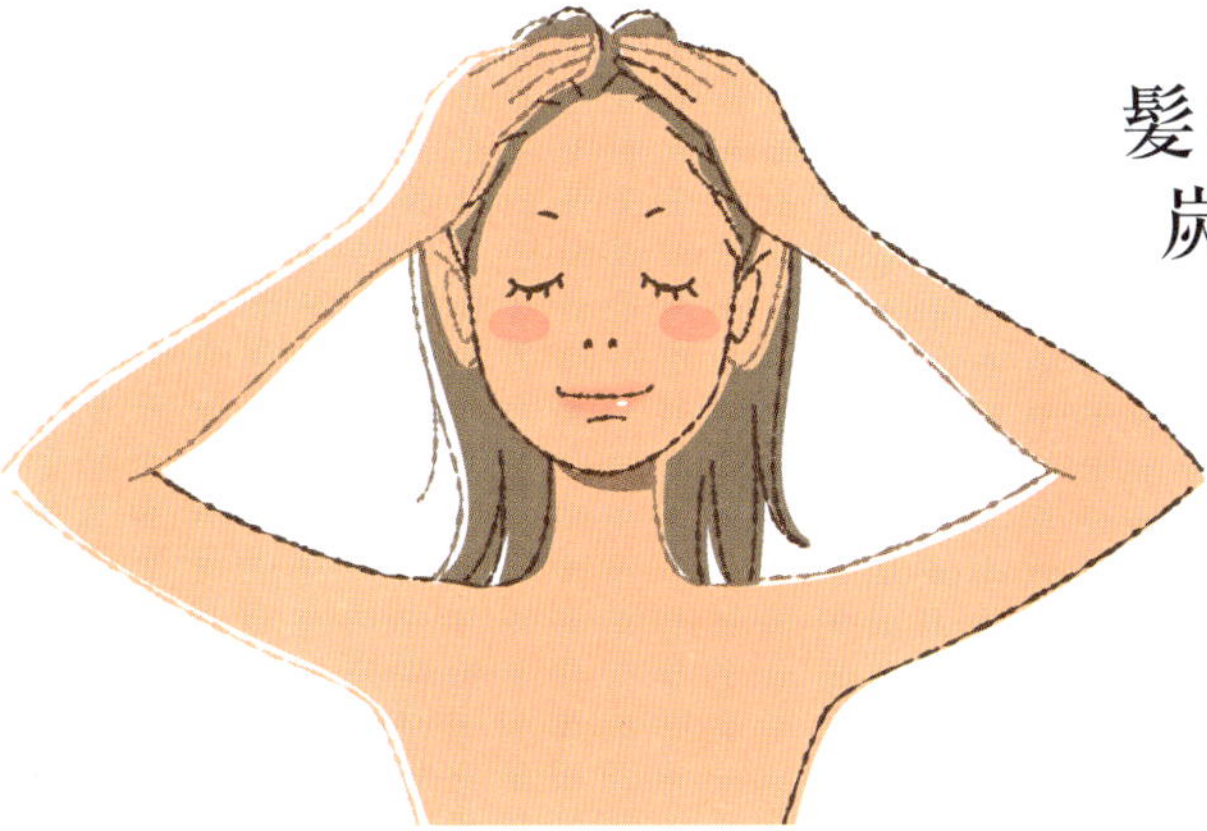

頭皮のすみずみまで、しっかりと炭酸水が届くように、手のひらで頭部をおさえて、さらに炭酸水をもみ込みます。

4 ふだんどおりにシャンプーを

下洗い（1～3）が終わったら、シャンプーで髪を洗います。終わったら、ひとまずシャワーのお湯（真水）でシャンプー剤を洗い流しましょう。

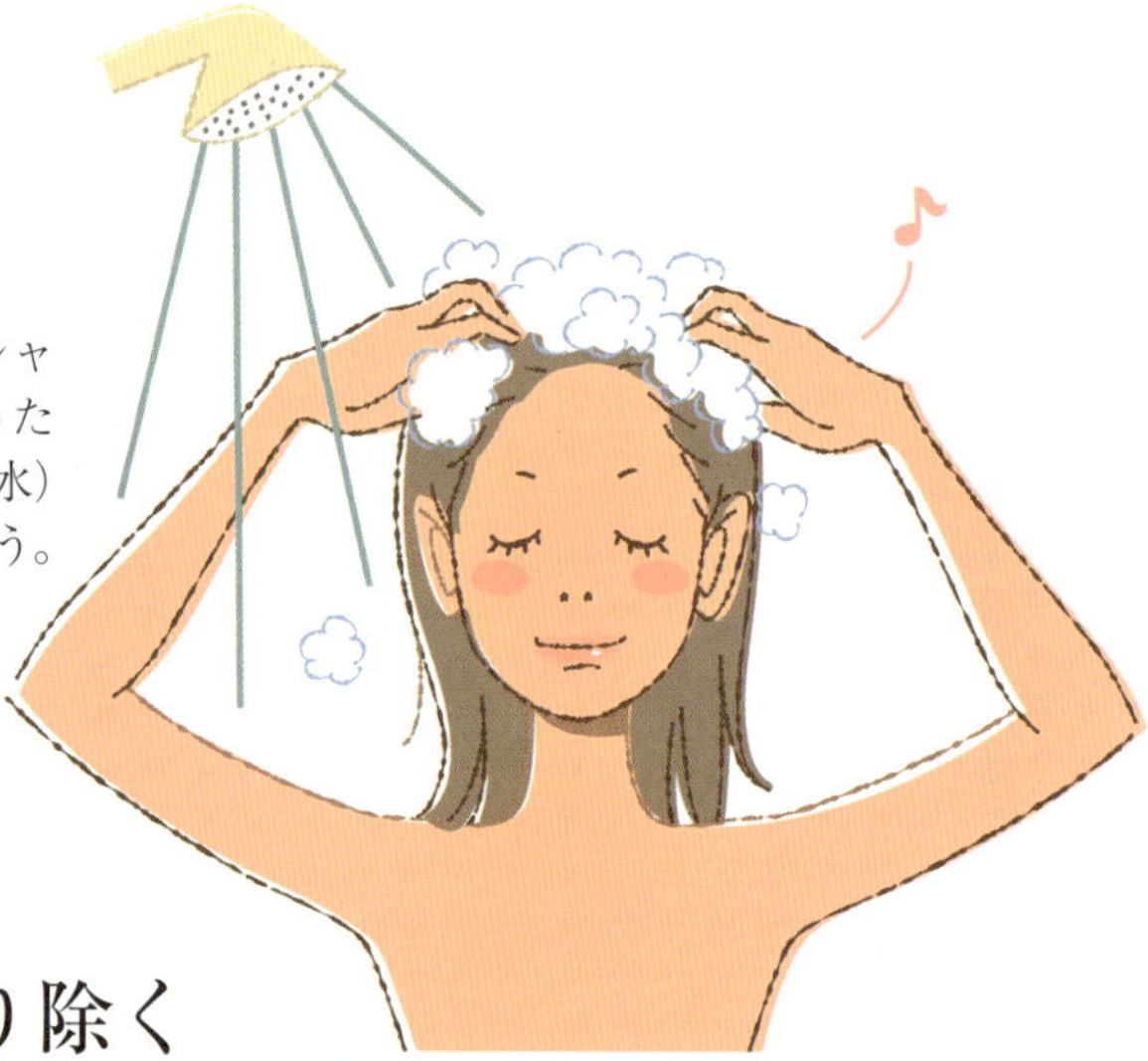

5 炭酸水で洗い残しをとり除く

4で汚れを洗い流したあとに、炭酸水をかけ流して、洗い残しをとり除きます。

炭酸水を髪につけた直後は、皮脂が落ちたぶん、髪がきしむことも。

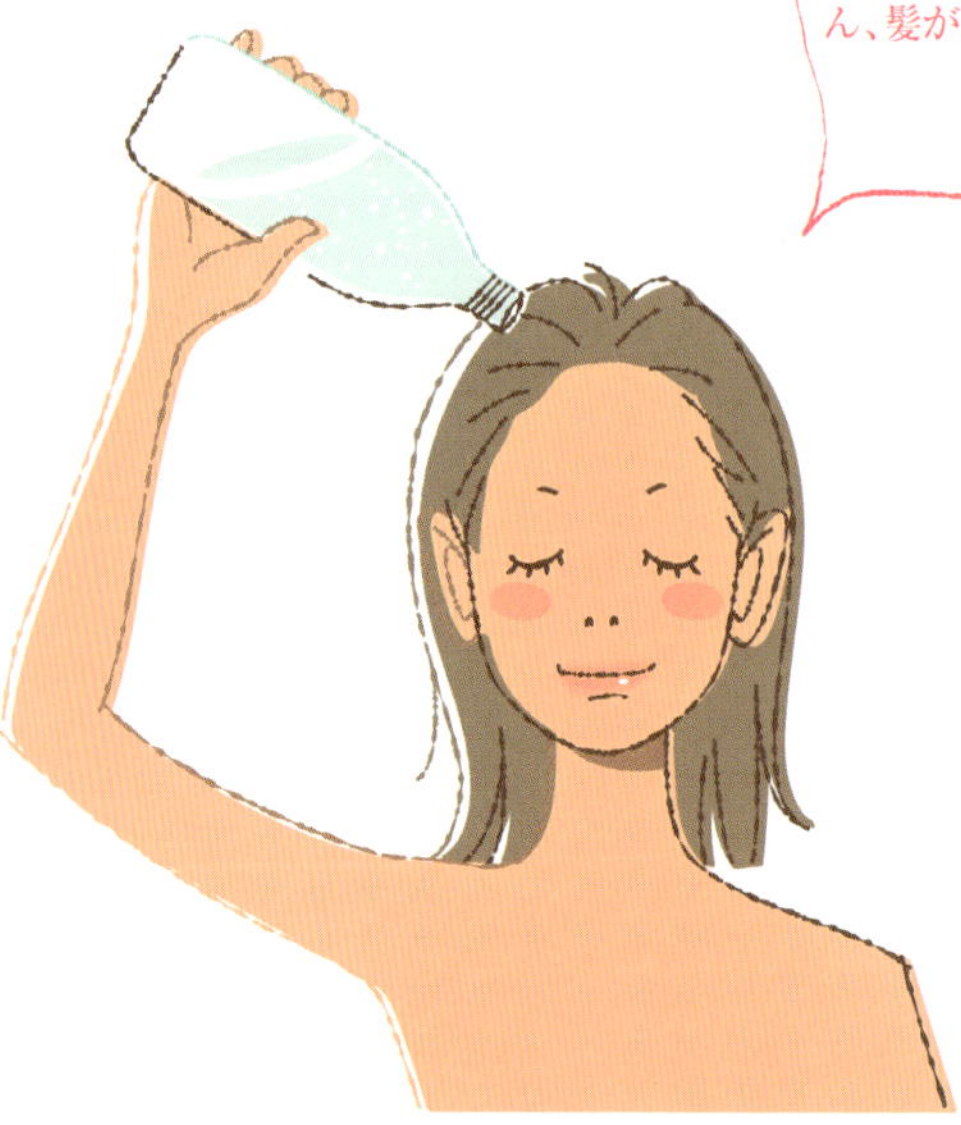

じょうろキャップを口につけて

DIY用品で、ペットボトルの口につけるじょうろ用キャップが市販されています。洗い流しのときに、このキャップをつけても便利。キリでふたに穴をあけたものでも代用できます。

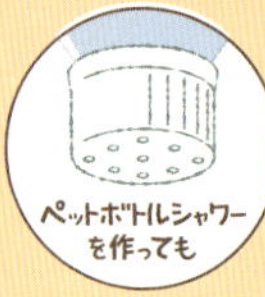
ペットボトルシャワー
を作っても

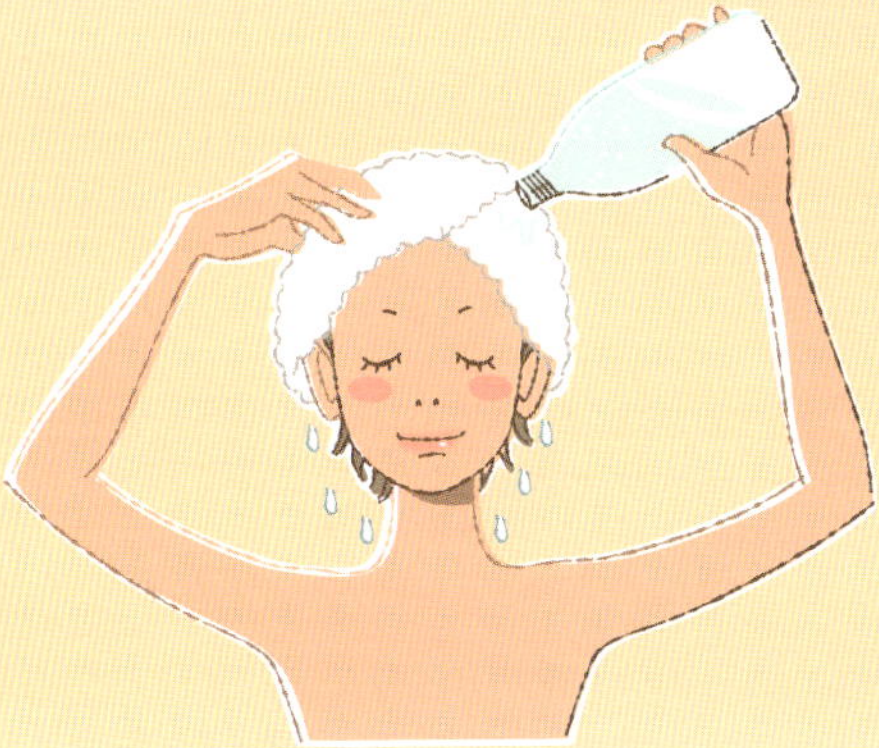

ショートの人はタオルを利用して

髪が短い人は炭酸水が流れ落ちて頭皮にとどまりにくいことがあります。

フェイスタオルを頭に巻いてから炭酸水をかけたり、スポンジに炭酸水をふくませながら頭皮につけるといいでしょう。

6 トリートメントでケア

きちんと汚れが落ちた髪には、トリートメントの成分がいきわたりやすくなります。髪のきしみをとり除く意味でも、このタイミングでしっかりトリートメントをしましょう。

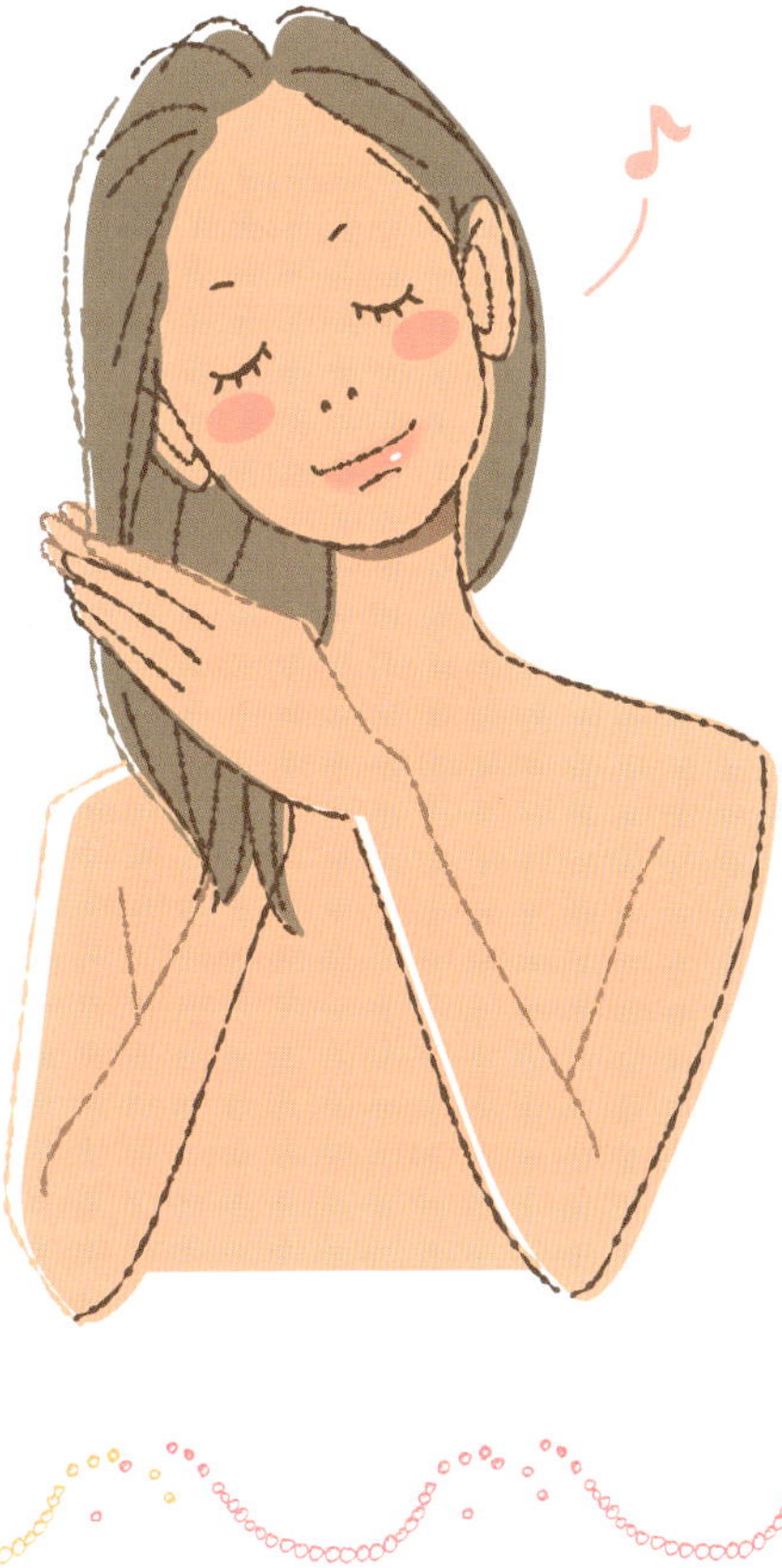

7 炭酸水のタオルでヘアパック

トリートメント時の数分間、その後洗い流したあとからお風呂を出るまでのあいだ、炭酸水をたっぷりふくませたタオルで頭を包んで、ヘアパックをしましょう。

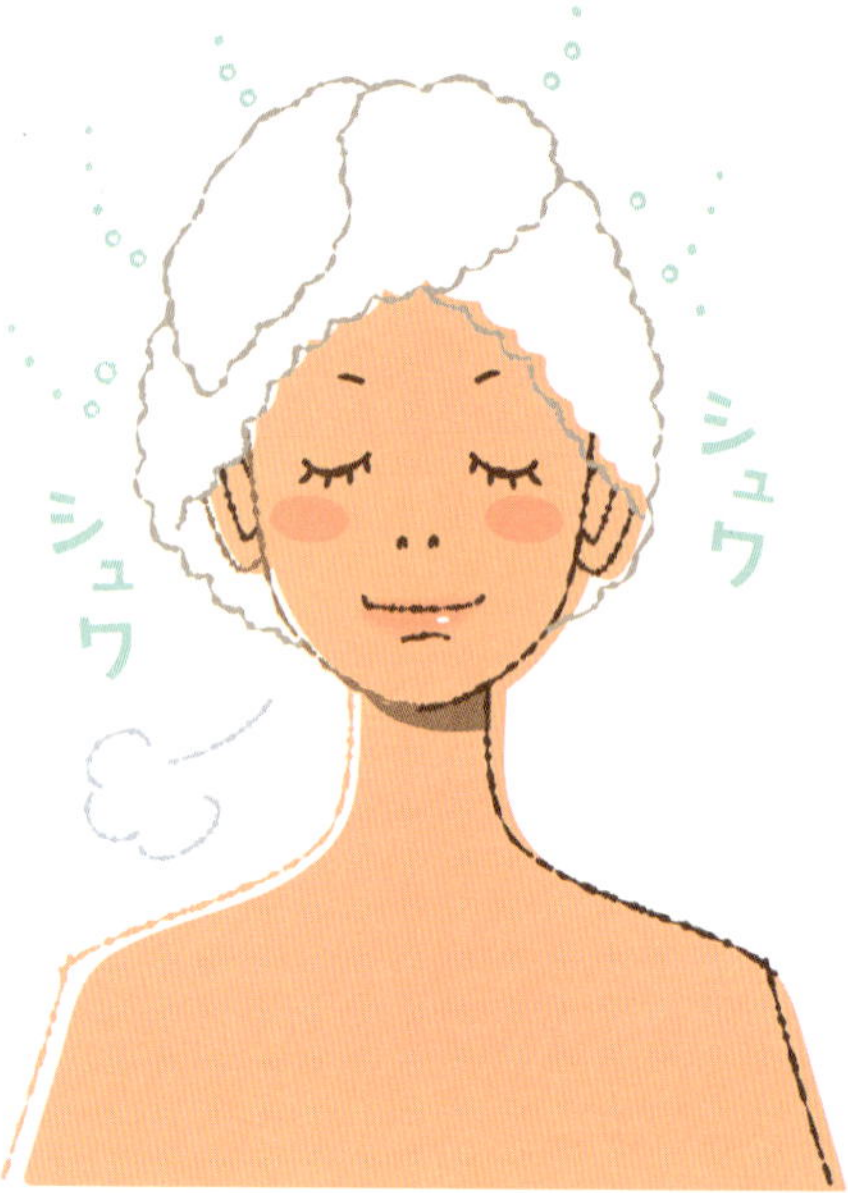

8 ドライヤーでブローする

仕上げにドライヤーで髪をブロー。炭酸のひきしめ効果（P40）が発揮されて、キューティクルが整い、髪にツヤが出て、サラサラになります。

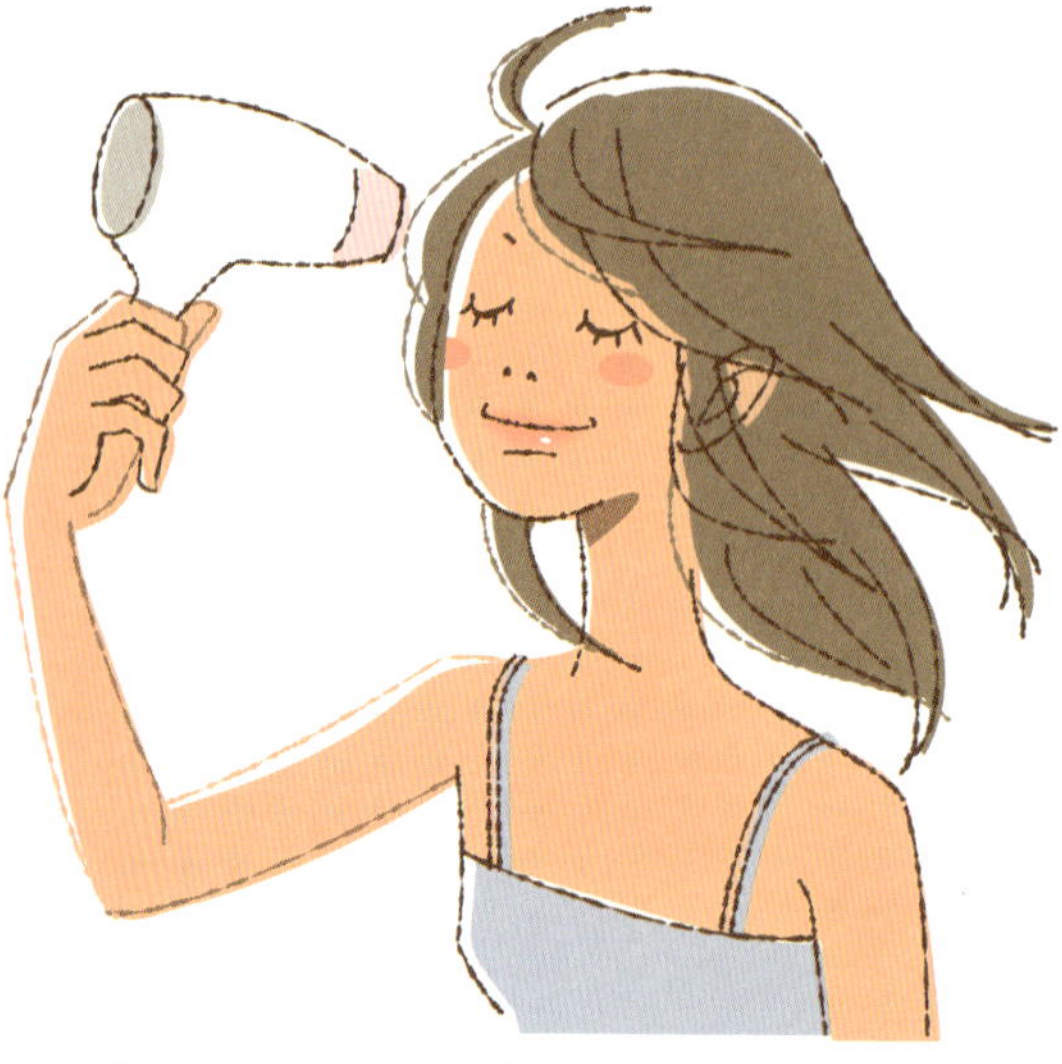

寝癖なおしに炭酸水を使って

寝癖をなおすときにも、真水より炭酸水を使って。癖がついた部分を、コットンにふくませた炭酸水やスプレーボトルにうつした炭酸水でしめらせてからブローしてみましょう。

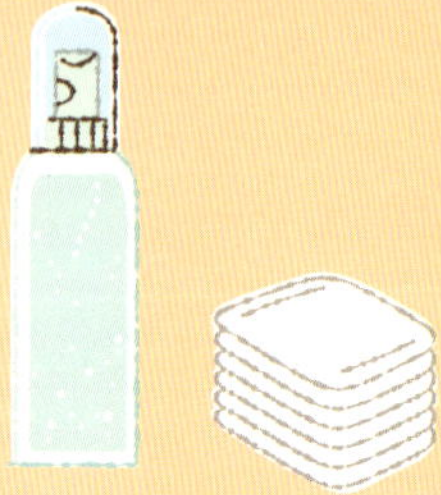

できたてを使って美肌・美髪に！

アロマオイルで手づくり炭酸化粧水

炭酸水とアロマオイルでオリジナルの化粧水をつくりましょう。アロマテラピーの効果と炭酸効果がダブルで得られます。好みの香り、ほしい効果でブレンドでき、肌にも髪にもOK。炭酸水の有効成分を失わないためにも、その場でつくりたてを使いきってしまうのがベストです。持ち歩いてもかまいませんが、容器の移動、振動のぶんだけ炭酸ガスは抜けていきます。

材料

炭酸水　15mℓ
フローラルウォーター
10～15mℓ
エッセンシャルオイル
（精油）　12～13滴

Recipe

①
小さな器に、炭酸水とフローラルウォーターを入れる。

②
精油をたらし、撹拌棒《かくはんぼう》でひとまぜ。

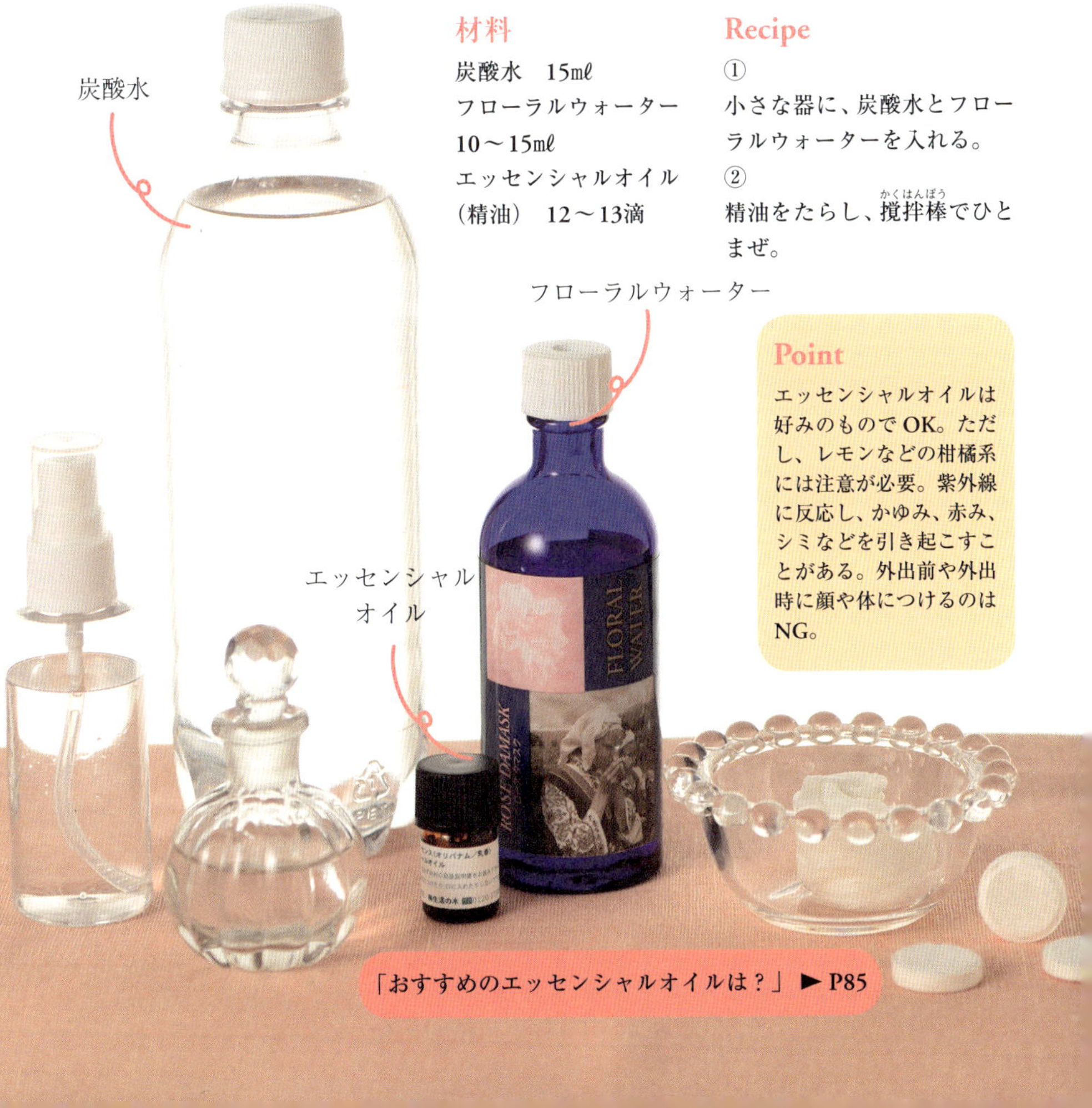

Point

エッセンシャルオイルは好みのものでOK。ただし、レモンなどの柑橘系には注意が必要。紫外線に反応し、かゆみ、赤み、シミなどを引き起こすことがある。外出前や外出時に顔や体につけるのはNG。

「おすすめのエッセンシャルオイルは？」► P85

Let's Try!

炭酸ヘアパック

炭酸タオルで髪と頭皮をホットパック

バスタイムに、炭酸水をふくませたタオルを頭に巻きつけて炭酸ヘアパックを。10～15分パックすると頭皮の血行がよくなり、毛髪をつくる毛の付け根（毛球部）に血液が送られます。

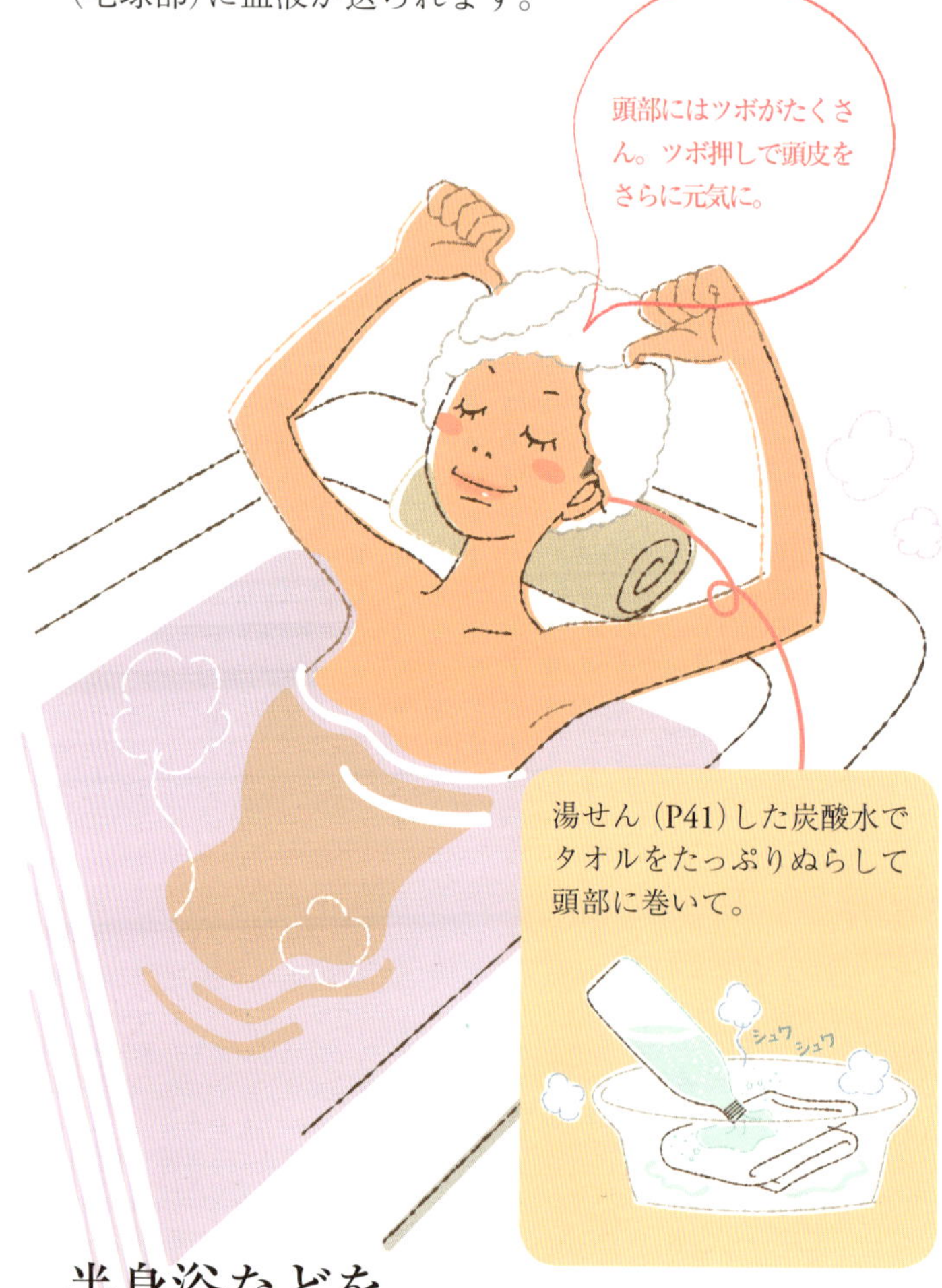
頭部にはツボがたくさん。ツボ押しで頭皮をさらに元気に。
シュワ シュワ

湯せん（P41）した炭酸水でタオルをたっぷりぬらして頭部に巻いて。

半身浴などを利用してゆっくりパック

炭酸水をしみ込ませたタオルを巻き、炭酸ガスが頭皮にいきわたるまで10～15分待ちます。半身浴タイムなどを使うといいでしょう。頭だけでなく、顔、首まで頭部全体の血流もアップして、顔色もよくなります。

炭酸ヘアパックの 15 分を利用！

ツボ押しで美髪

ヘアパックをしているあいだに、頭部のツボ押しで、頭皮の血行をさらにアップさせましょう。頭部は「どこを押してもツボ」と言われるほどツボが集まっています。頭皮の血行がよくなり、美髪に。不調解消に有効なツボもたくさんあるので集中的に押しましょう。

抜け毛の予防に

百《ひゃく》会《え》

頭のてっぺん。両耳から上に伸びたラインと、左右の眉毛の中央から上に伸びたラインがぶつかるところ。まっすぐ体の芯に向かって押す。

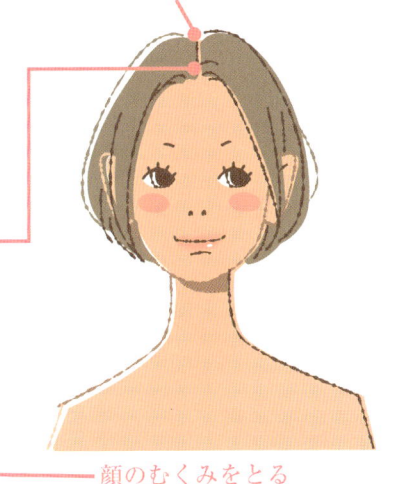

充血、むくみを防ぐ

前《ぜん》頂《ちょう》

百会から指２本分手前にあるツボ。左右の手の中指と人差し指をそろえて前頂に置き、指の腹で圧をかける。

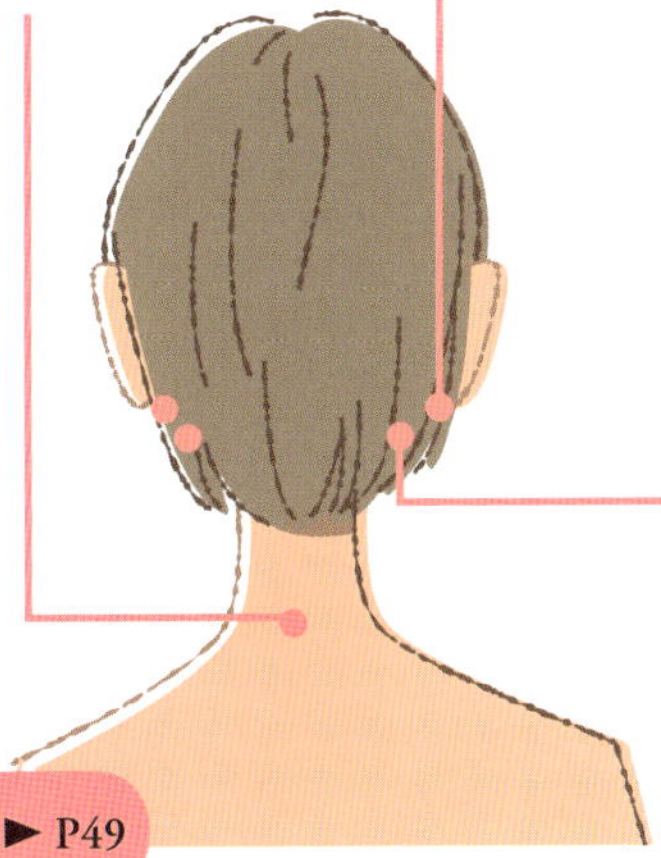

肩こりからニキビ、抜け毛まで有効

大《だい》椎《つい》

下を向いて首を左右に振ったときに動く首の骨の、一番下にあるツボ。首や肩のこわばりがとれ、ニキビや円形脱毛症にも有効。

顔のむくみをとる

完《かん》骨《こつ》

左右の耳の後ろの出っ張った骨の最下方にあるくぼみ。正しく押すと頭の両側に響くような軽い痛みが走る。

頭部全体の不調解消

天《てん》牖《よう》

左右の耳の後ろの出っ張った骨の斜め下にあるツボ。そこから伸びる筋にそって指で押すと、頭部から首にかけての不調の解消に。

「ツボの押し方は？」► P49

スキンケア＆ヘアケアのあとに

すっきり小顔マッサージ

指を曲げて
クルクル

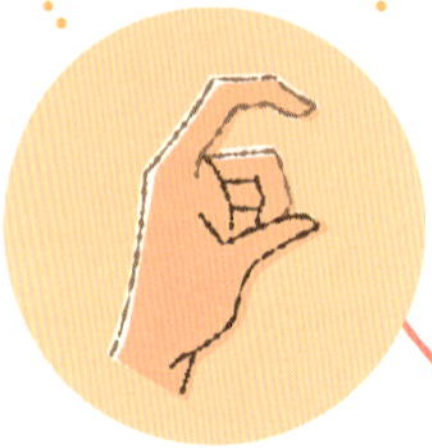

人差し指を曲げて、指の骨のサイドを使ってマッサージする。

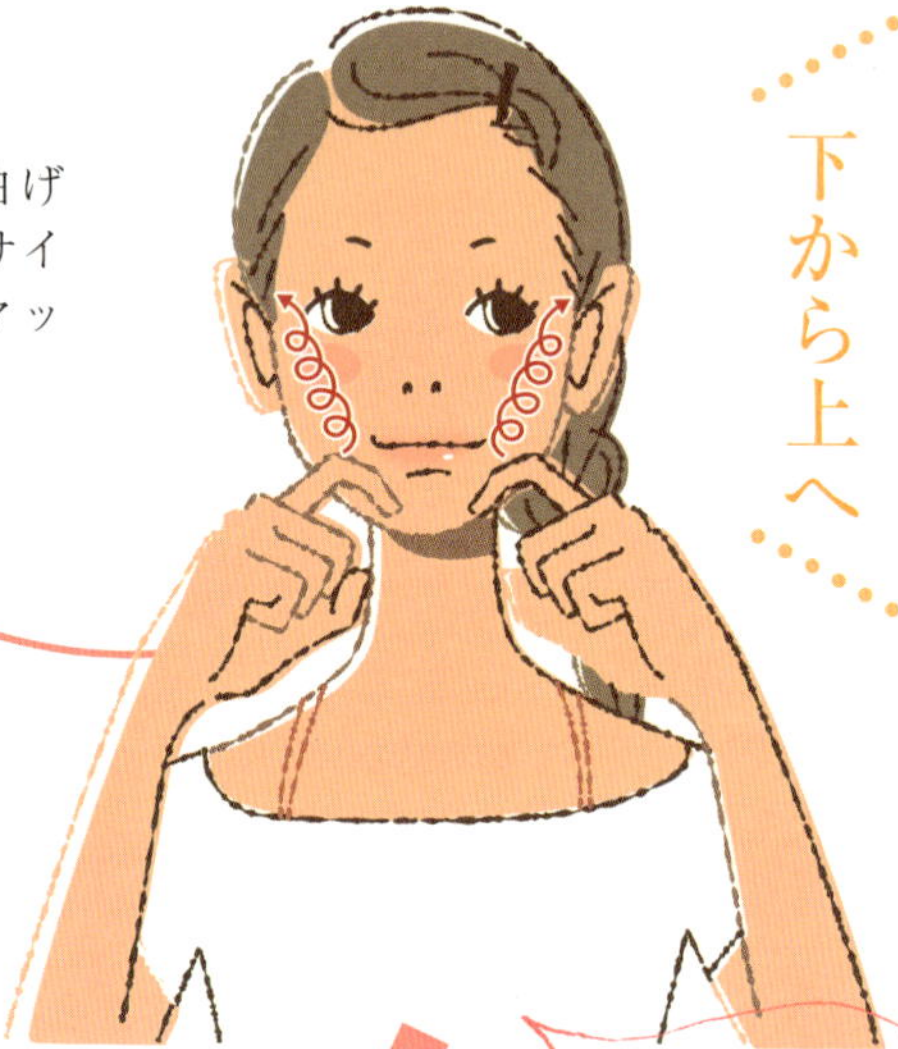

下から上へ

あごから耳の横を通ってこめかみへ

あごからスタート。顔の輪郭にそって、外へ外へとクルクル円を描くようにマッサージ。

下から上へ

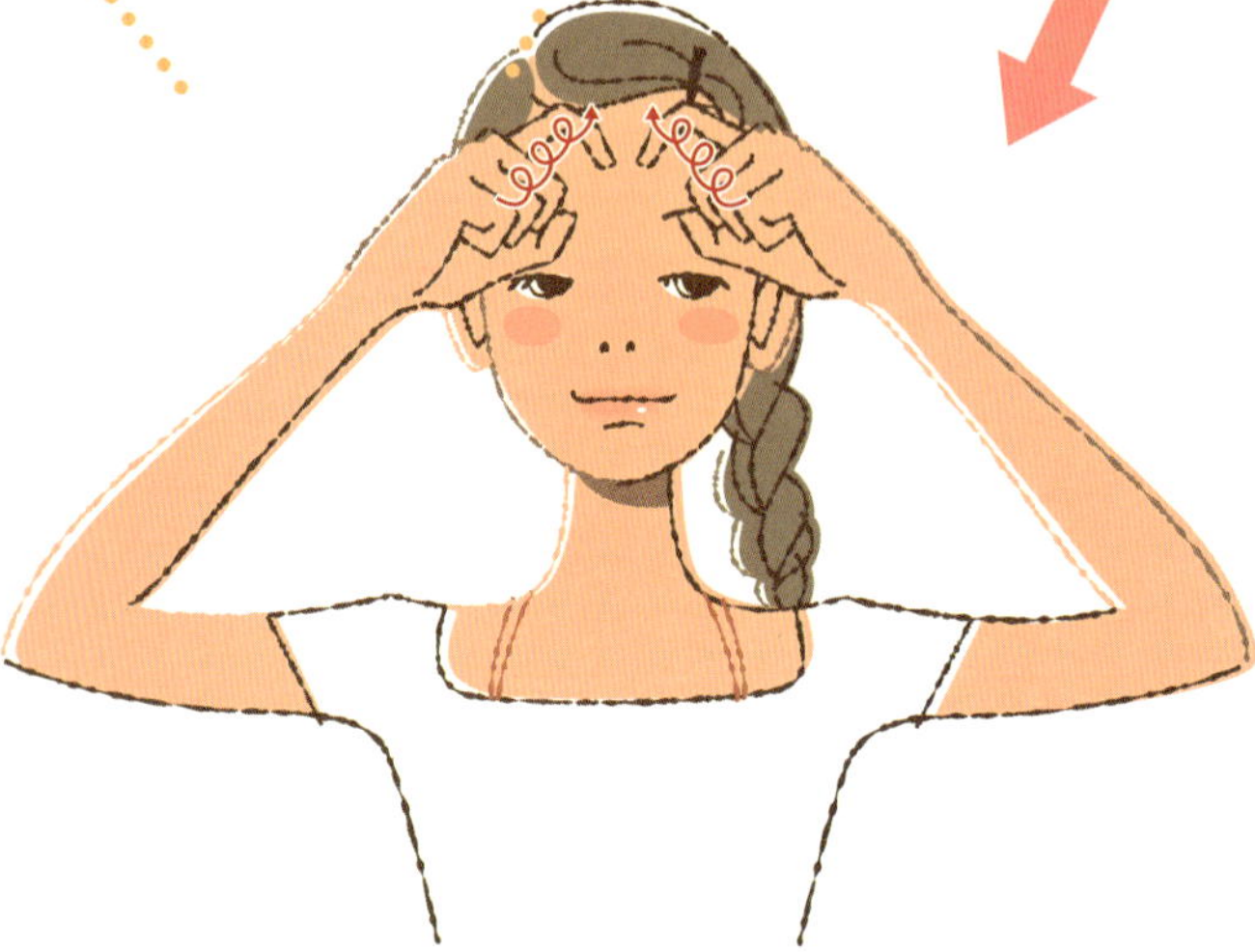

たるみやシワができやすい口元は、プラス2〜3回クルクルを重点的に。

こめかみからおでこの上まで

こめかみから髪の生え際にそって、おでこの上部までクルクルとマッサージ。あごからおでこへ、必ず下から上に向けて何度かくり返しましょう。

炭酸水で顔も頭もさっぱり。血のめぐりがよくなったら、仕上げに小顔マッサージを。即効性もあるので、寝起きでむくみがひどいときには、炭酸水のスキンケアといっしょにトライ。顔のラインが一段とシャープになります。

指の腹でポンポン

手をひらいて、指を少し曲げた状態をキープ。指の腹で頭をはじくようにマッサージ。

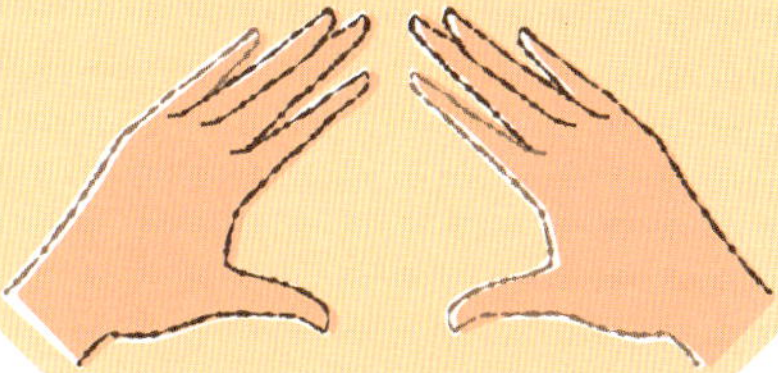

頭部にはさまざまなツボが集中(P61)。ツボを意識しながら、その周囲もまんべんなくマッサージ。

ランダムに

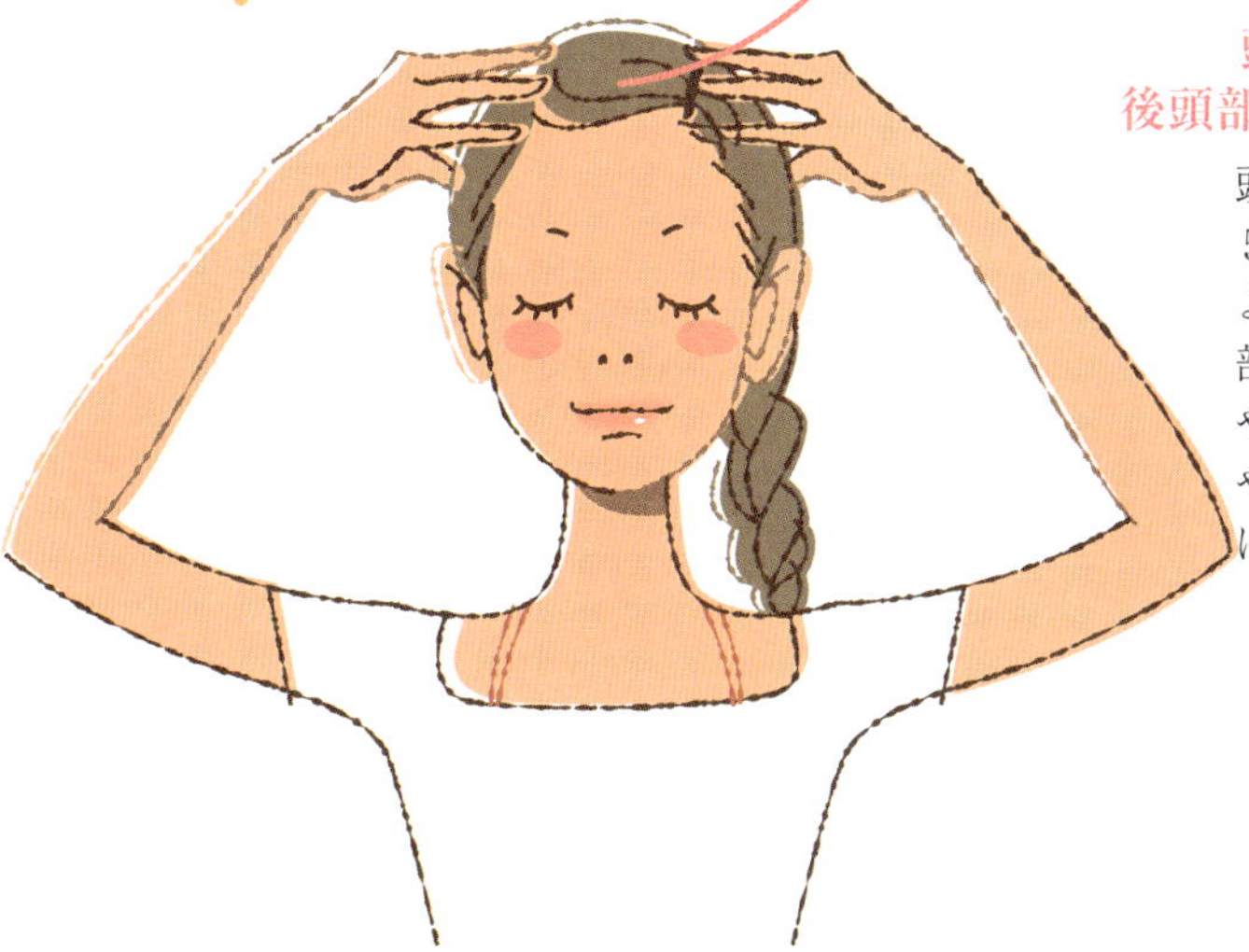

頭頂部からサイド、後頭部までまんべんなく

頭部全体をポンポンと５本の指の腹ではじくようにしてもむ。頭頂部はもちろん、後頭部や耳の下あたりもこりやすいところ。忘れずによくもみほぐして。

前田先生の炭酸講座

Q なぜ炭酸水で顔や髪を洗うときれいになるの？

A 汚れ吸着作用、ひきしめ効果にくわえ、新陳代謝も促されるからです

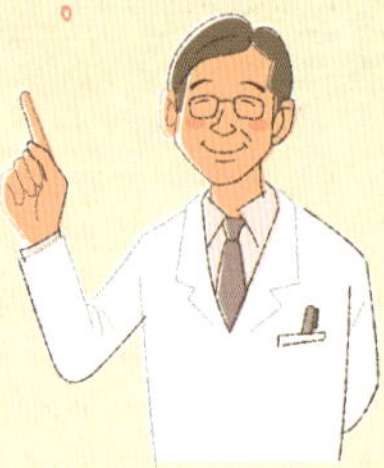

炭酸水は肌と同じ弱酸性。肌や髪のpHが整う

炭酸水は飲むだけでなく、つけたり、つかったりしたときに、大きな効果を発揮します。

炭酸水を体につけても大丈夫なの？　と不思議に思う方もいるかもしれません。炭酸水は水と二酸化炭素が合わさっただけです。どちらも自然界に存在するもので、悪いものではありません。

水溶液の性質をあらわすpH（ペーハー）値で見ると、炭酸水は、人の肌や髪と同じ弱酸性なので、負担がかかりません。

洗顔料やシャンプー剤のなかには、汚れを落としやすくするために酸性やアルカリ性に傾いたものも。こうした洗浄成分を使いすぎると、肌や髪の表面のpH値は乱れます。炭酸水をつけ

汚れで気泡の量がかわる

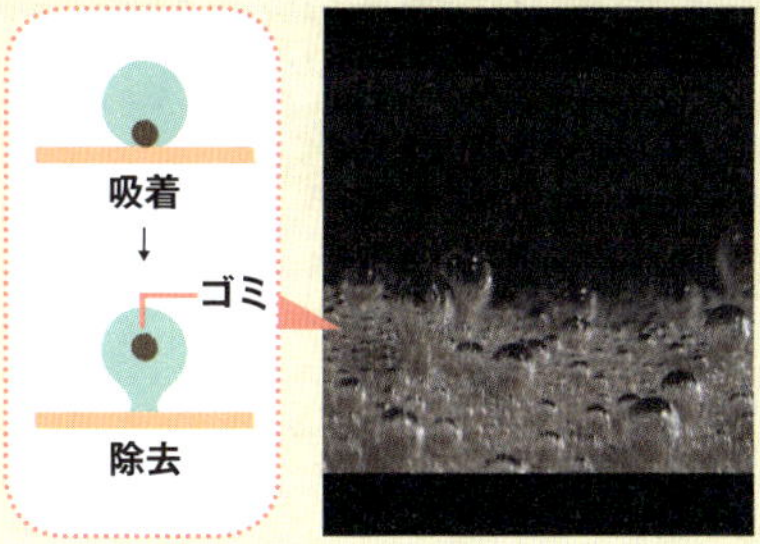

気泡が汚れを吸着する

となり同士の気泡が合体し、気泡が大きくなると、表面を離れる。このときゴミや皮脂がいっしょにとり払われる。

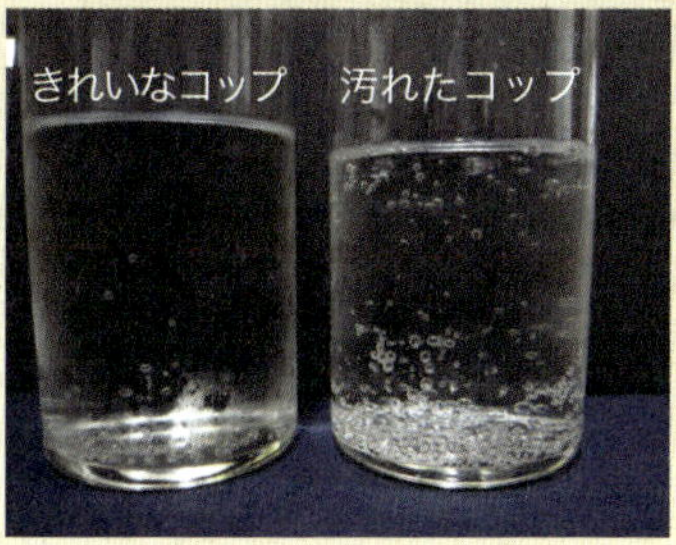

汚れと気泡の量

きれいなコップには気泡が少ないが、汚れたコップには気泡が多くできる。核となるものがあると、気泡ができやすい。

ると、乱れた肌や髪のpH値を弱酸性に戻すこともできます。

炭酸濃度が高いほど汚れは落としやすい

肌や髪につけたときの、特筆すべき効果のひとつに洗浄効果があります。炭酸ガスの気泡には、汚れがあると吸着しやすい性質があります。

水に溶け込んだ炭酸はとても不安定な状態です。たとえばほこりや皮脂など、核となるものがあると、それに反応し、炭酸ガスが発生。そこから離れて大気へと向かうとき、核ごと連れていこうとするのです。

炭酸水を肌や髪につけたとき、まず肌のうぶ毛や髪・頭皮の表面にあるほこりや皮脂を核として気泡が生まれます。気泡がそこから離れて

炭酸ガスは抜けやすく不安定

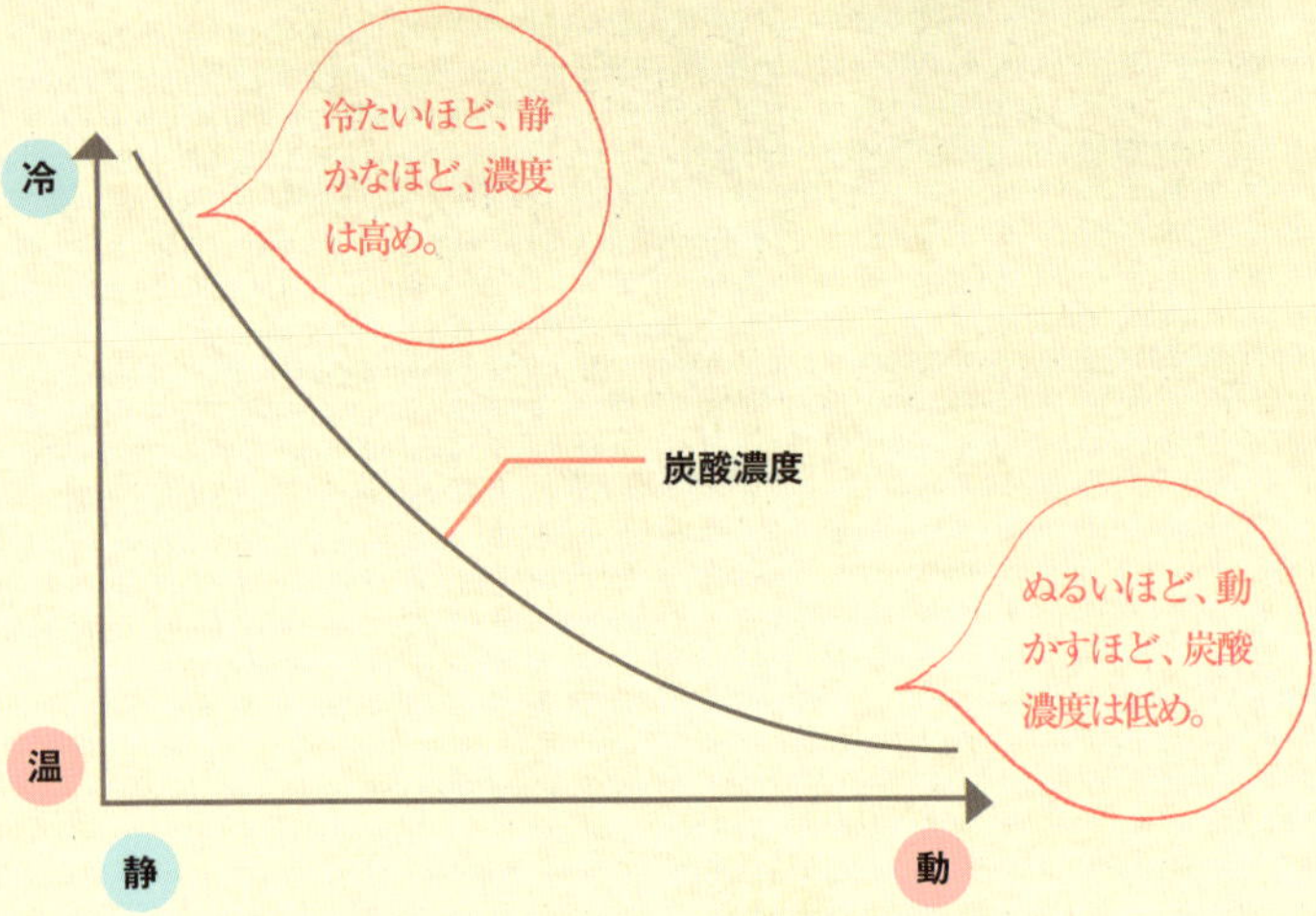
冷たいほど、静かなほど、濃度は高め。
冷
炭酸濃度
ぬるいほど、動かすほど、炭酸濃度は低め。
温
静
動

低温で安置した高濃度炭酸水がもっとも気泡ができやすい。

いくときに、ほこりや皮脂をいっしょにとり去ってくれるのです。

炭酸の分子は小さいため、毛穴の奥まで入り込み、汚れを吸着してくれます。

そのため、真水よりも炭酸水で洗ったほうが、汚れは落ちやすいといえます。たとえば頭皮を洗う際も、炭酸水で流しておけば余計な皮脂がとれて、毛穴はきれいになります。

このとき、汚れの落ちやすさは炭酸の濃度と関係します。濃度が高いほど、なかに溶けた炭酸ガスは不安定。高濃度炭酸水はより気泡ができやすく、汚れも落ちやすいのです。

肌や髪の表面のひきしめから新陳代謝を促す効果まで

ふたつ目の効果はアストリンゼン（収れん）効果。炭酸水をつけると、肌がキュッとひきし

炭酸洗いで頭皮の血行も改善

炭酸水で頭皮を洗うと汚れが落ちるだけでなく、頭皮の血行もよくなる。

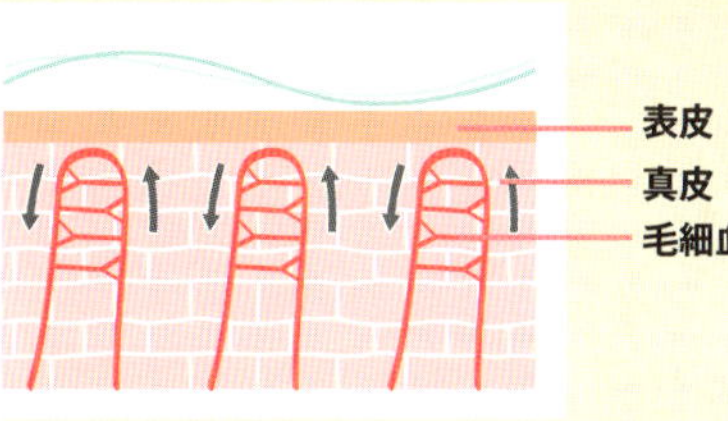

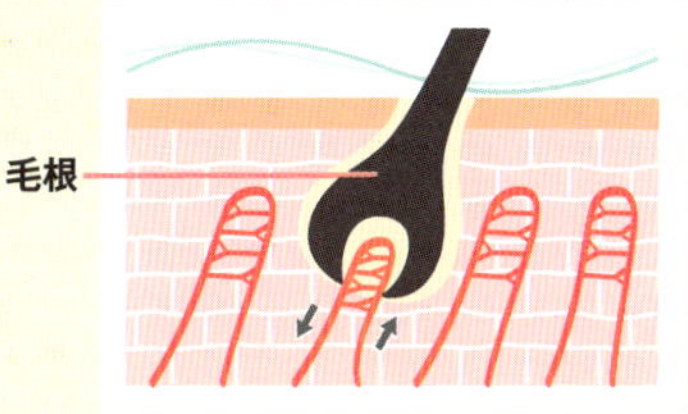

頭皮の細胞に血液が送られて、栄養や酸素がいきわたる。新陳代謝が促され、毛根にも栄養が送られる。

まったような感じがします。

アストリンゼン効果とは、たんぱく質が変形し、ひきしまるという効果です。人の皮膚や髪はたんぱく質でできているため、肌はひきしまってキメが整いますし、髪の表面のキューティクルも整いつややかになります。

そして最後の効果は、前述した炭酸水の血行改善効果です（Ｐ36）。

炭酸水を肌や頭皮につけると、その部分の血行がよくなります。集中的にその部分の細胞に、酸素や栄養分が送られるようになります。炭酸水をつけた部分だけ肌が赤くなるので（Ｐ89）、血行がよくなっているのが目に見えてわかります。

その部分の新陳代謝（ターンオーバー）がスムーズになり、肌も頭皮もイキイキします。

ヘッドスパやコスメなど

種類豊富な炭酸美容

美容業界では、炭酸を使ったヘッドスパやコスメが話題です。炭酸ヘッドスパや美容器具を導入しているヘアサロンやエステなども増えてきました。3000～4000円ぐらいから、本格的な炭酸美容を楽しめるようになりました。

また、セルフケア用コスメにも炭酸が使われるようになり、パックから洗顔料、シートマスクや化粧水までバリエーションも豊富。価格は、手頃なもので数百円から。高価なものでは2万円前後まであり、コスメショップやインターネットで購入できます。炭酸コスメの多くには、保温成分や保湿成分など、複数の美肌成分が入っています。炭酸水だけでは得られない美肌効果を、一度に補うことができる点も人気の秘密です。

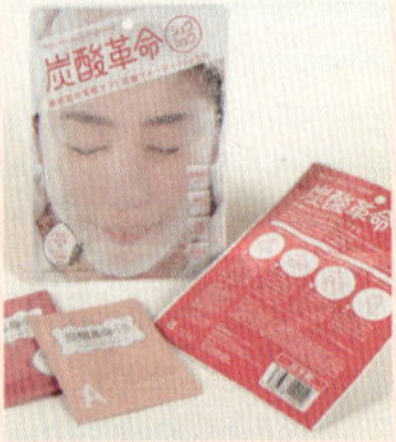

2種類の粉末のセット。水に溶かすと炭酸美容水ができる。顔をつけるほか、部分浴などにも。（「簡単、安いウォーターパック。炭酸革命」1回分399円　シナプス　http://tan3.jp/）

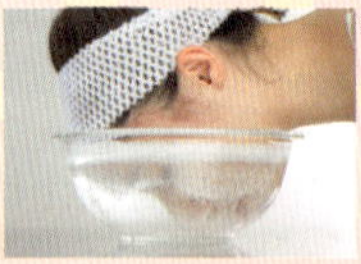

洗面器に炭酸美容水をつくり、息継ぎしながら3分ほど顔をつける。

高濃度（1500ppm以上）の炭酸をふくむ美容液がしみ込んだマスク。顔にシートをのせ、15分ほど置く。はがしたあとは美容液を肌になじませる。数種類の保湿成分が配合。（「フロムCO2プレミアマスクⅡ」5枚入り　5250円　シーオーツープラス　http://www.kirei-cosme.jp/）

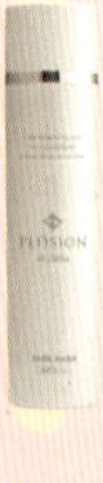

炭酸をふくんだ弾力のあるきめ細かい泡の洗顔フォーム。一度洗いで洗顔、二度洗いでクレンジングとしても使える。天然植物由来の洗浄成分入り。
（「炭酸洗顔フォーム プロージョン」160g　4830円
MTG　http://www.mtgec.jp/beauty/plosion/wash/）

Part 3

炭酸入浴で
アンチエイジング

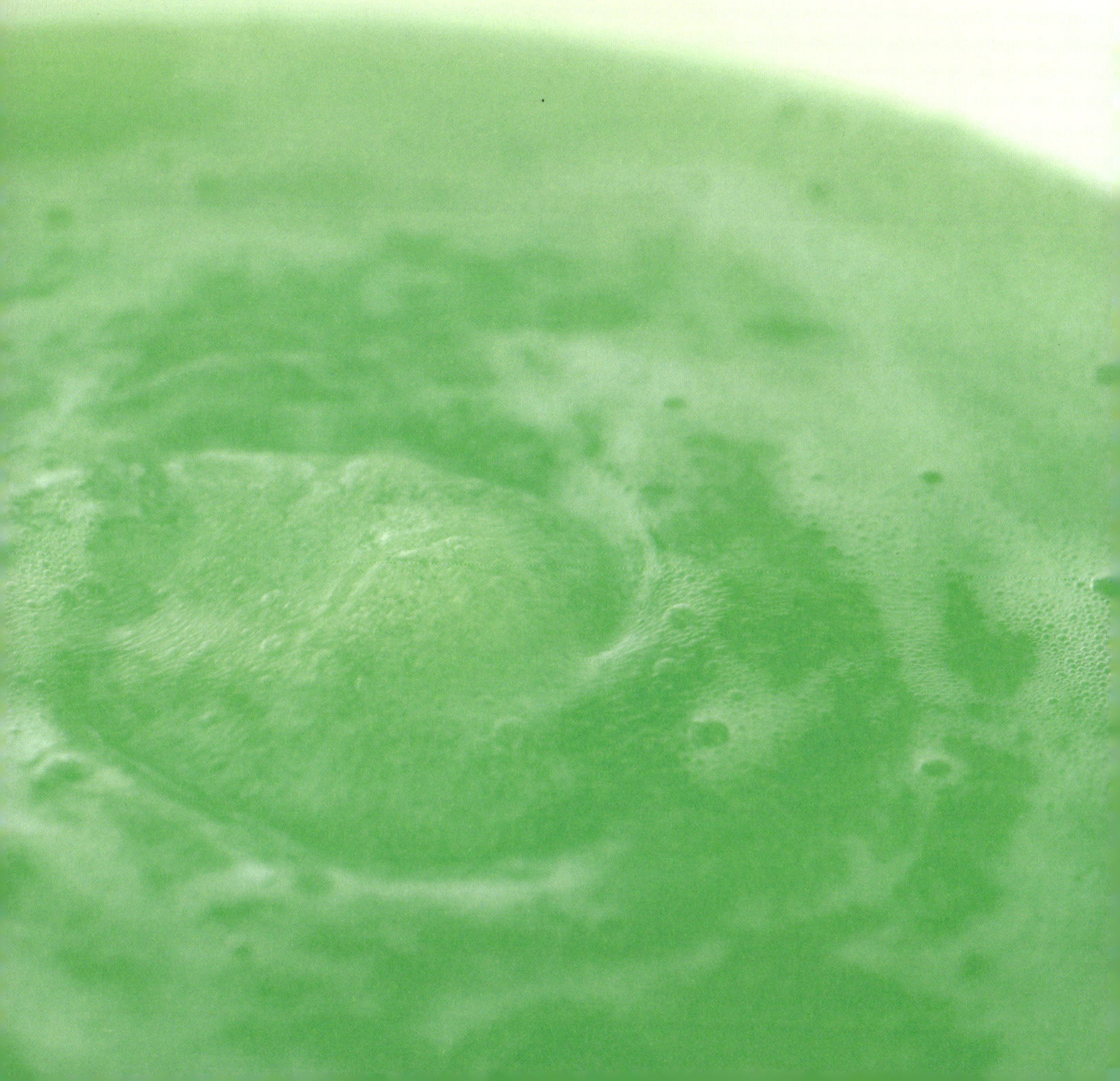

だから効く！

炭酸入浴で代謝アップ。細胞活性化で若々しい美ボディに

炭酸水には皮膚の血管を広げ、血行をよくする働きがあります。炭酸水に入浴すると、つかったところから血のめぐりがよくなり、冷えがとれて体温上昇。部分浴でもＯＫ。体は熱を逃がそうとしてエネルギーを消費し、代謝がアップ。細胞も活性化し、習慣的に入浴することで若々しい体になります。特徴は低温でも効果がある点。10～15分で炭酸ガスが皮膚から浸透します。「ぬるめで長湯」がポイントです。

手軽に末端の冷えをとって部分浴

足浴、手浴なら洗面器やたらいとペットボトルの炭酸水で、部屋でも手軽に末端の冷えを解消。

→ P72

効率よくエネルギー消費全身浴

首までしっかりつかることで、効率よく全身に血液がめぐり、細胞も活性化。体温も上昇し、エネルギー消費量もアップ。

→ P78

ぬるめ入浴で夏にぴったり半身浴

34℃くらいから効果あり。ゆっくり15分以上かけて。夏でものぼせず発汗＆代謝アップ。

→ P76

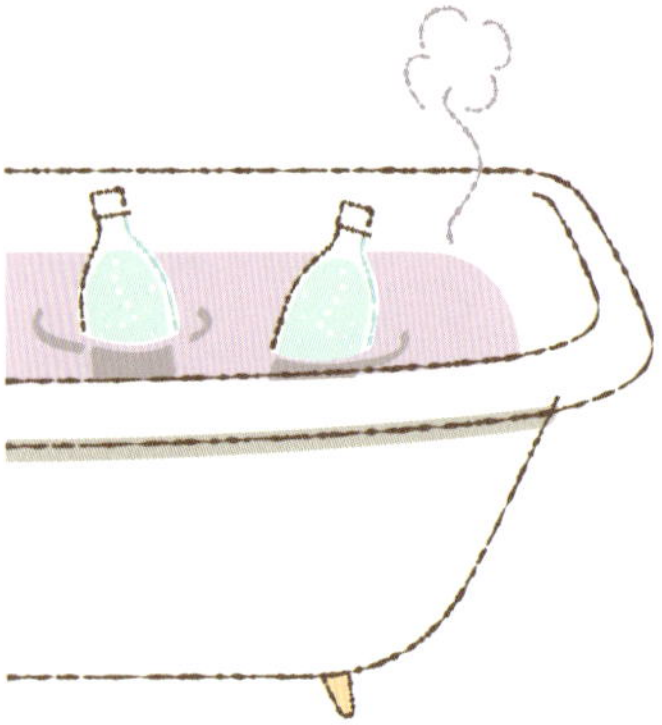

部分浴用

ペットボトルを湯せん

ペットボトルの栓をしたままで、バスタブに浮かべて湯せんを。炭酸濃度を保ったままあたためることができます（P41）。

部分浴用 半身浴用

炭酸水のお湯割り

炭酸水をお湯で割ると、短時間で炭酸温水がつくれます。濃度を保つポイントはペットボトルのふたをお湯のなかで開けること。
大気にふれずに炭酸ガスをお湯に溶かせるため、炭酸濃度を保つことができます。

温水中で開栓すると高濃度炭酸温水がつくれる

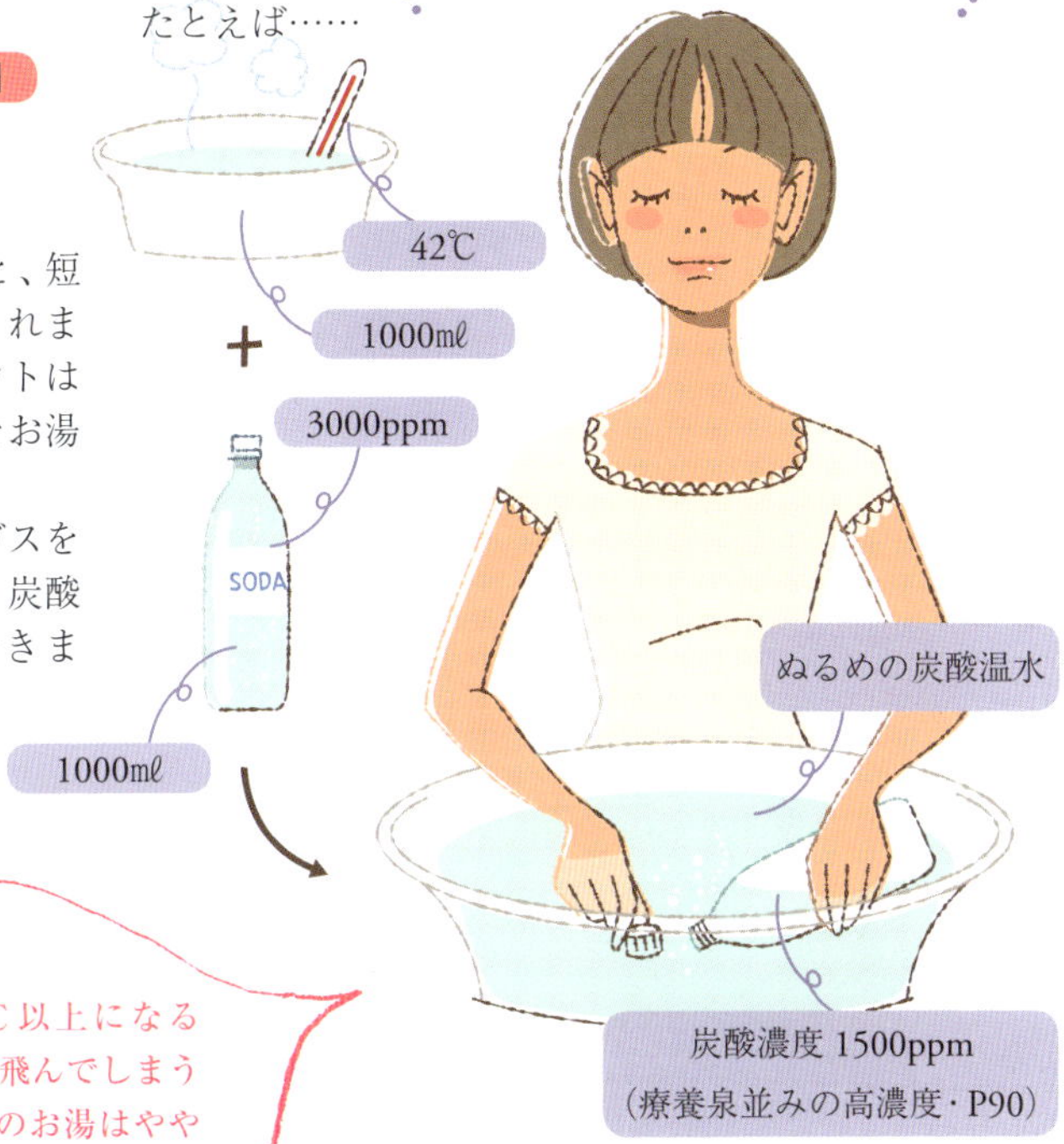
たとえば……
42℃
1000mℓ
+
3000ppm
SODA
1000mℓ
ぬるめの炭酸温水
炭酸濃度 1500ppm
（療養泉並みの高濃度・P90）

炭酸水は40℃以上になると炭酸ガスが飛んでしまうため、ベースのお湯はやや熱めの40～42℃程度。ペットボトルは開栓さえしなければ濃度が高めにキープされる。

さあ炭酸浴の準備をしましょう

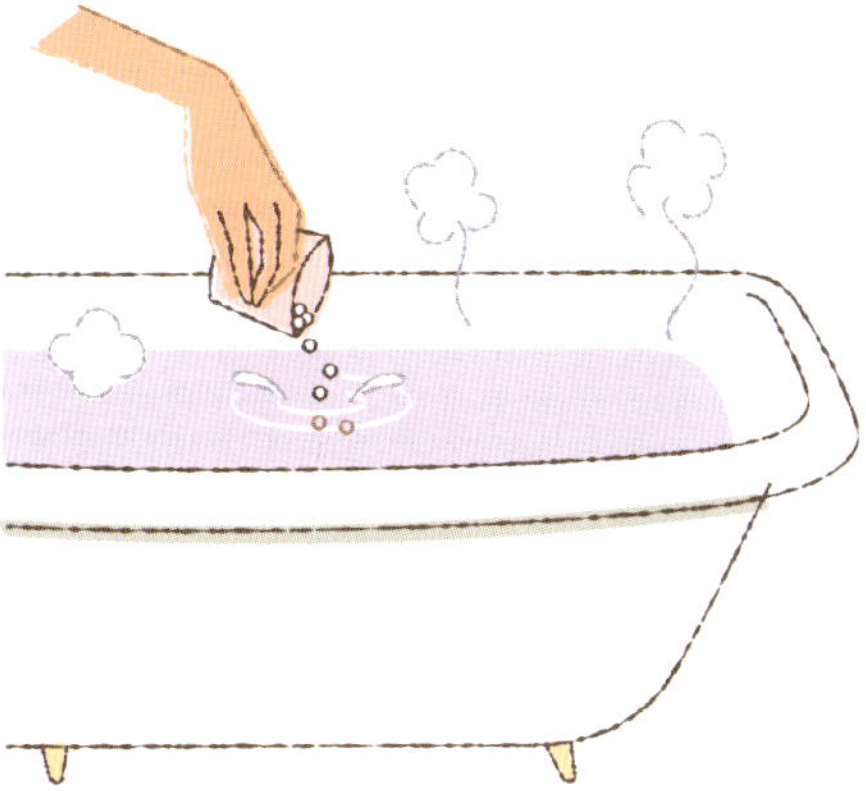

部分浴用 半身浴用 全身浴用

炭酸入浴剤を入れて

大量の炭酸温水がすぐにつくれます。濃度は1回分で100ppm程度と低めですが、炭酸ガス以外に保湿成分や香り成分が楽しめるものも。重曹とクエン酸で入浴剤をつくることもできます（P84）。

Let's Try!

炭酸手浴

手首までつけてすぐに血行アップ

炭酸水に手を10～15分つけると、指先の毛細血管が広がり、血行が改善され、冷えがとれます。手から腕、肩、心臓まで血がめぐり、こりや疲れがやわらぎます。寝付けない夜などに手浴をすれば、リラックス状態に。炭酸水は低温でもこうした効果が得られます。

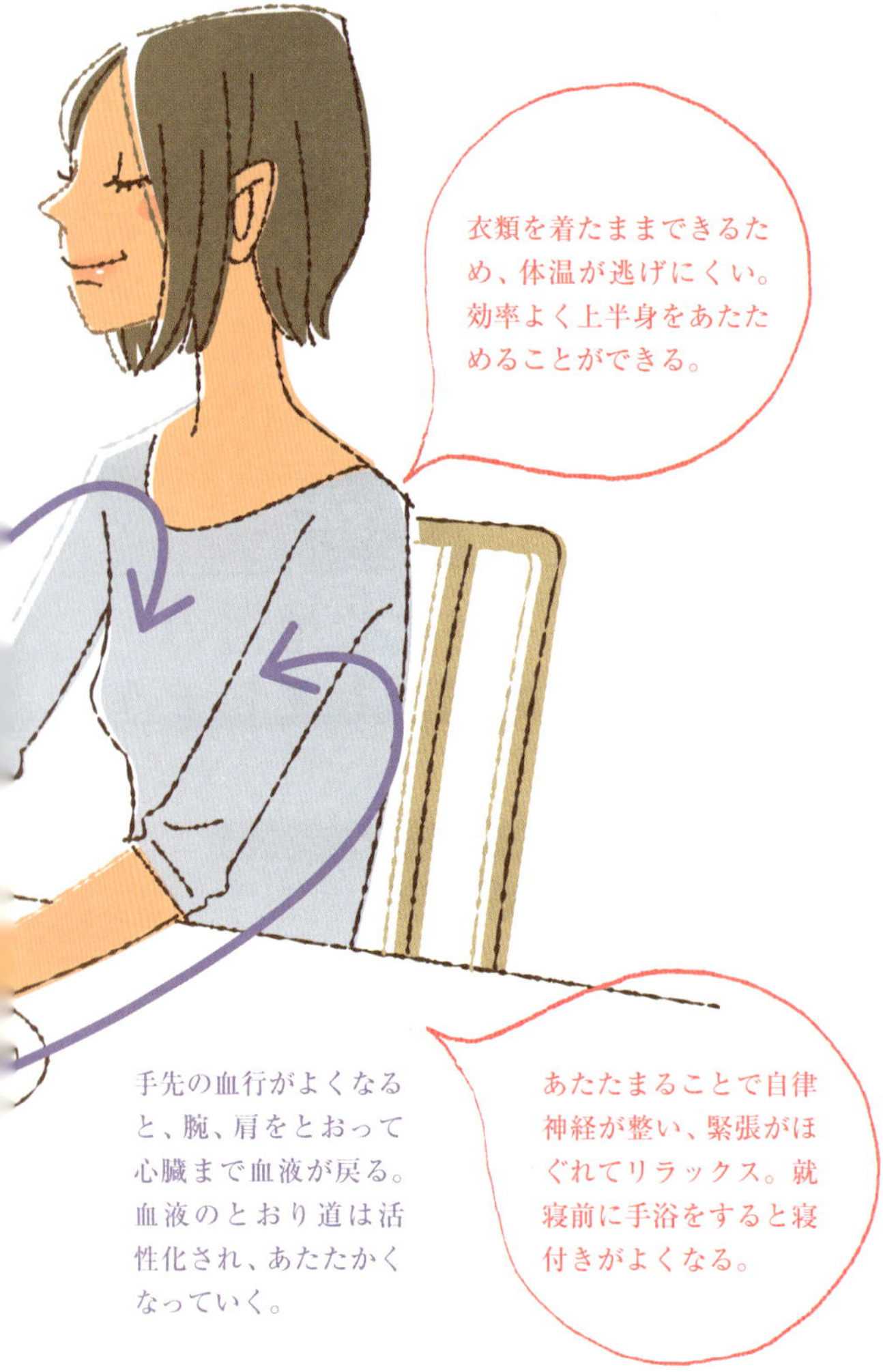
衣類を着たままできるため、体温が逃げにくい。効率よく上半身をあたためることができる。
手先の血行がよくなると、腕、肩をとおって心臓まで血液が戻る。血液のとおり道は活性化され、あたたかくなっていく。
あたたまることで自律神経が整い、緊張がほぐれてリラックス。就寝前に手浴をすると寝付きがよくなる。

column

ハンドケア効果で美しい手に

手のたるみや荒れ……年齢が出やすく、気になる部分。高濃度の炭酸温水で手浴をすれば、血行改善によって肌の細胞も活性化します。ハリのある美しい手に。

1 炭酸温水を用意

炭酸水のペットボトルを湯せんしたり、お湯割りしたりして(P71)、大きめの洗面器に炭酸温水をはります。

手先から血管が拡張すると、腕から肩、心臓に至るまで血行改善。肩のこりも解消。

2 10～15分間つける

炭酸ガスが抜けて炭酸濃度が落ちないように、揺らさず静かに手首までつけます。炭酸ガスが皮膚から浸透するまで10～15分はつけて。

炭酸ガスの血管拡張作用で指先の血行がよくなり、冷え症も改善。

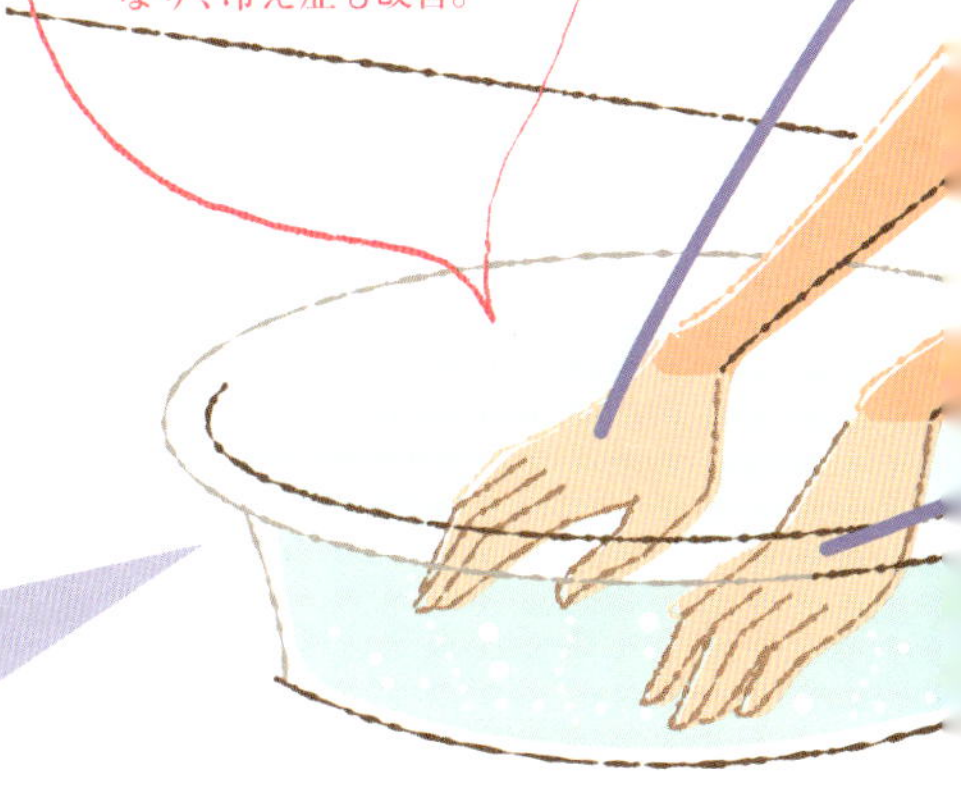

アロマオイルでリラックス効果をプラス

入浴時は好みのアロマオイル(P85)をたらすとリラックス効果がプラス。
部分浴（手浴・足浴）で洗面器に入れるなら2滴、半身浴なら4滴、全身浴なら6滴を。

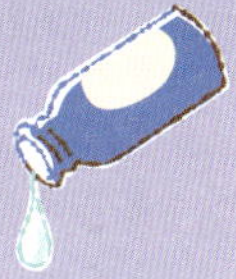

Let's Try!

足先の冷えがとれて全身ぽかぽか

炭酸足浴

炭酸温水（P70）をたらいやバケツにはって、足首までつけます。とくに足のふくらはぎの筋肉は第二の心臓と呼ばれ、下半身の血液を心臓まで送っている部分。足浴で足の血行をよくすれば、足先の冷えの改善だけでなく、全身の血流がよくなり、体があたたまります。20～30分かけてゆっくり足をつけましょう。

足浴のメリット

1 ながら湯ができる

部屋でテレビを見たり、読書したり、パソコンを開いているときでもできる。

2 全身の血行改善

足があたためられることで、下半身から上半身にも血液がめぐり、全身があたたかくなる。

3 衣類で保温できる

服を着たままで入浴できるため、一度あたたまった体の熱を逃さず、保温効果が高い。

寝足浴であたためスピードアップ

足首までたらいにつけた状態で、ひざを曲げて横になりましょう。炭酸温水につけている足と心臓の高低差が小さくなるため、あたたまった血液が心臓まで戻る負担が軽減し、早く全身があたたまります。

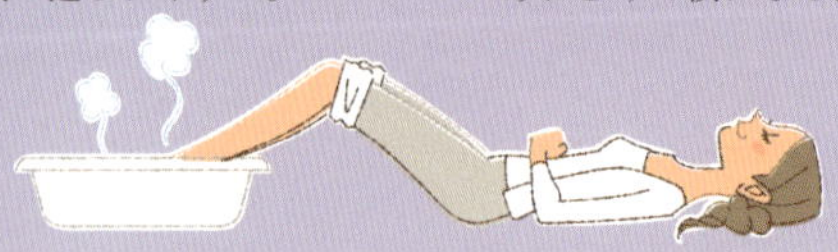

あたたまった血液が
心臓へ送られやすい。
ひざをゆるやかに曲げて
あおむけで横になる。

1　たらいやバケツに炭酸温水をはる

たらいやバケツに炭酸温水をはって、静かに足首の上までつかります。炭酸温水にはアロマオイルを入れて香りを楽しんでもOK（P73）。

2

20～30分つかる

20～30分程度、長めにつかります。途中でぬるく感じたら、炭酸温水をつぎたしてもかまいません。

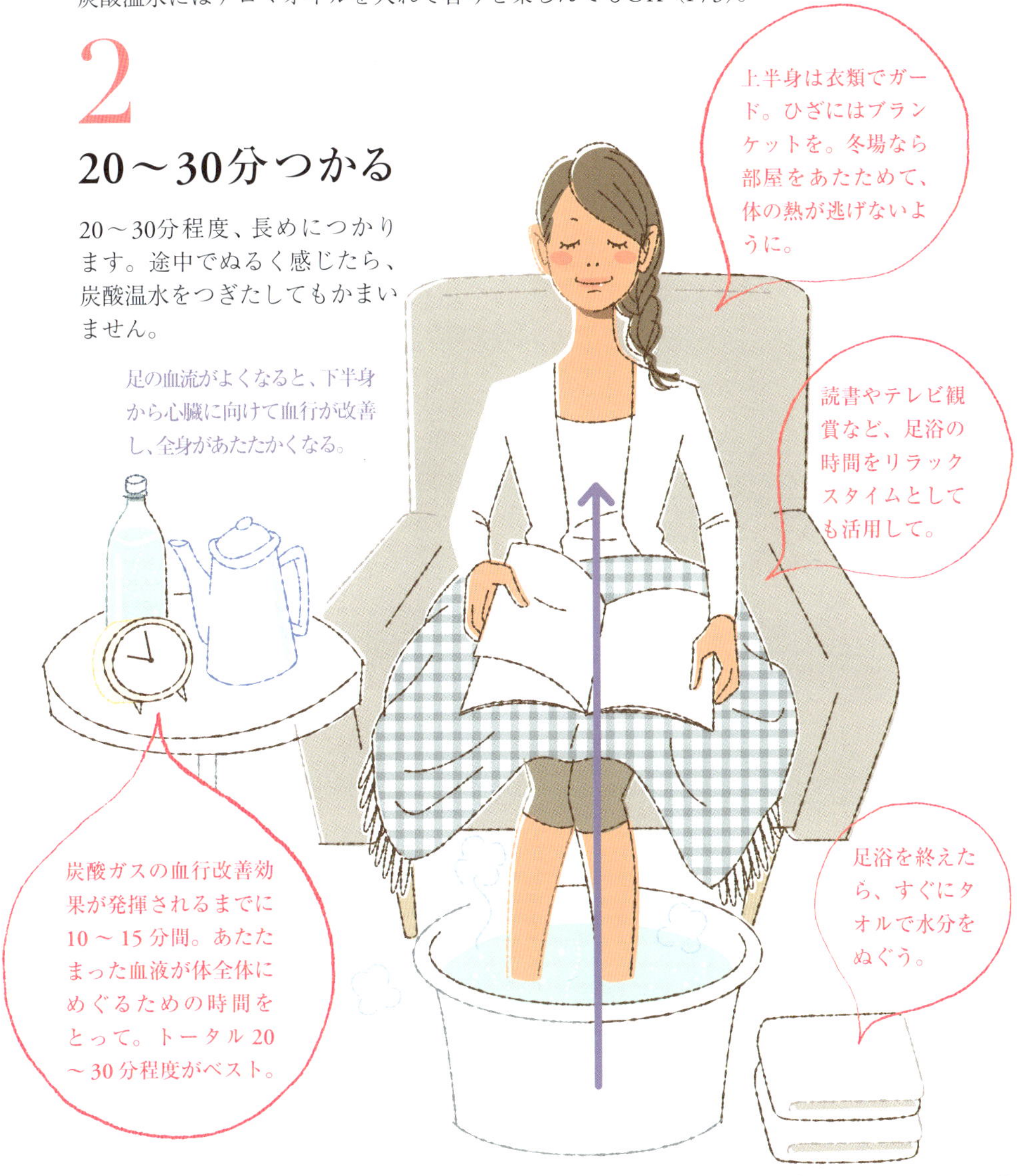
上半身は衣類でガード。ひざにはブランケットを。冬場なら部屋をあたためて、体の熱が逃げないように。

読書やテレビ観賞など、足浴の時間をリラックスタイムとしても活用して。

足の血流がよくなると、下半身から心臓に向けて血行が改善し、全身があたたかくなる。

炭酸ガスの血行改善効果が発揮されるまでに10～15分間。あたたまった血液が体全体にめぐるための時間をとって。トータル20～30分程度がベスト。

足浴を終えたら、すぐにタオルで水分をぬぐう。

Let's Try!

炭酸半身浴

30分の半身浴で発汗＋体温上昇

半身浴は、ふつうの入浴に比べてぬるめのお湯に、長めにじっくりつかることがポイント。炭酸温水は設定温度が40℃以下。34℃でもじゅうぶん血行促進効果が得られます。夏場にはとくにおすすめ。低温でも、体感温度は2℃程度高いという特徴もあります。長めにゆっくりつかることで体の芯まであたたまり、じんわりと発汗を促します。

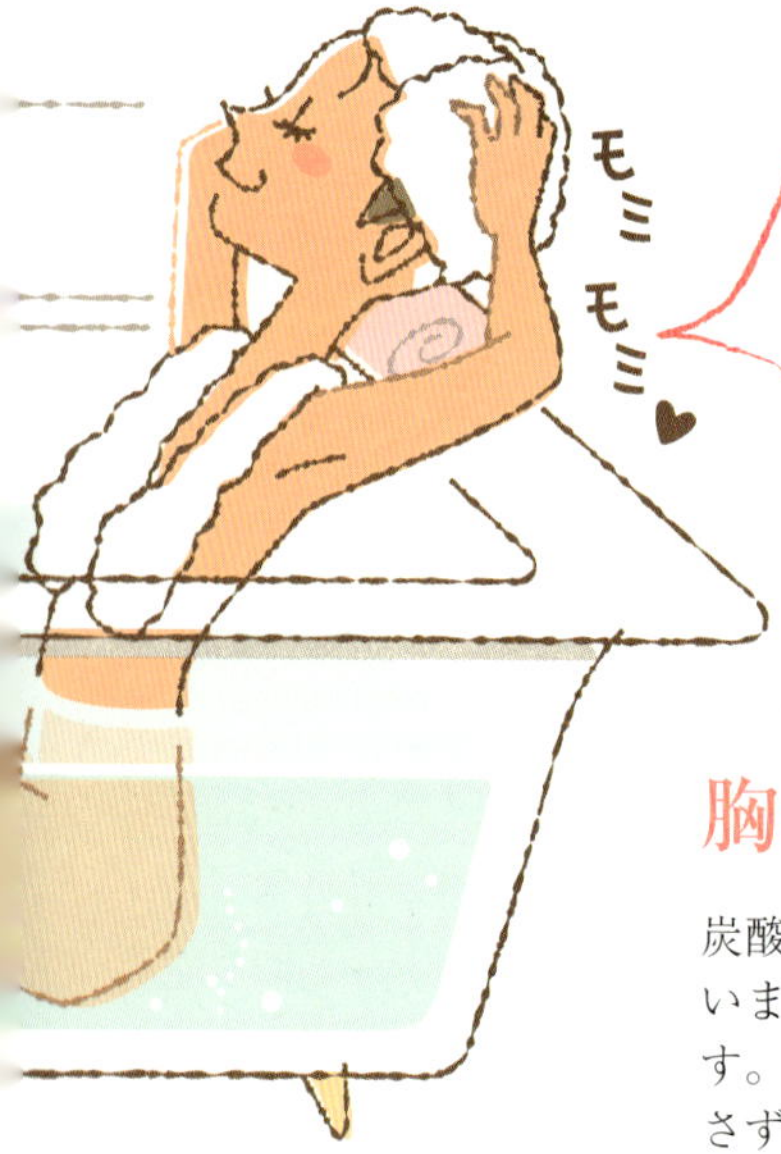
つかっているあいだに、スキンケアやヘアケアをして(Part2・P39〜)。また、静かに手や足のツボ押し(P80)をすれば、プラスアルファの血行促進も。
モミ モミ
上半身は湯船から出ているので、タオルをかけたりして保温をして。また、首やデコルテのケア(P48)でも保温効果が得られる。

胸の下までつかる

炭酸温水を、胸の下にくるくらいまではって、静かに入浴します。そのままなるべく体を動かさずに、20〜30分間半身浴。

caution

炭酸水を飲むのは入浴前後に

入浴中は汗をかくので水分を補給。ただし炭酸水は避けたほうがいいでしょう。入浴中は、炭酸ガスが皮膚から浸透するため、皮膚の血管が集中して広がります。入浴中に炭酸水を飲むと、胃腸の血管も同時に広がることになり、血流が分散。効果を集中的に得るために、炭酸水を飲むのは入浴前や入浴後のタイミングで。

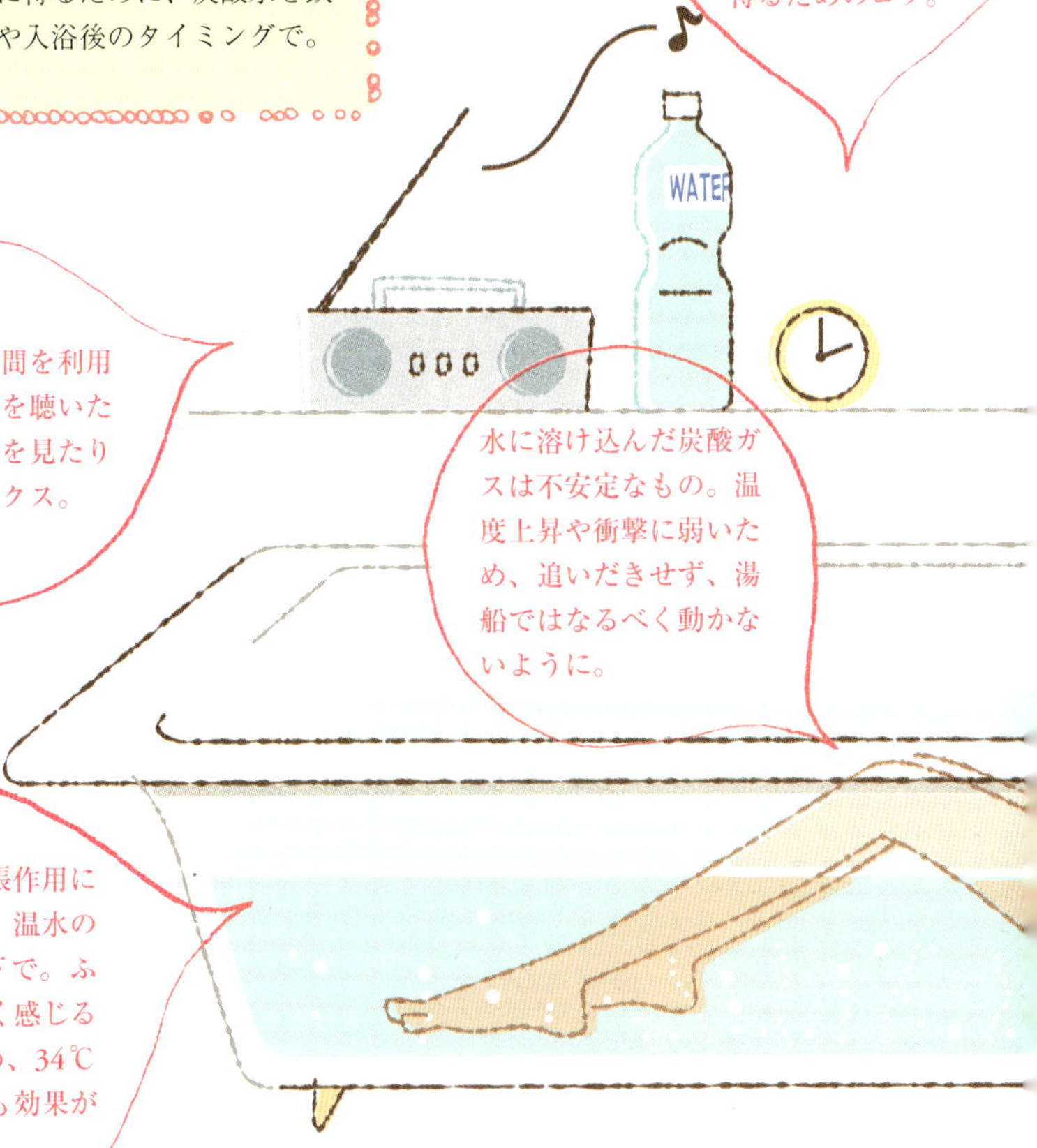
炭酸ガスが浸透して効果を発揮するまで10～15分。それ以上つかるのがじゅうぶん効果を得るためのコツ。
半身浴の時間を利用して、音楽を聴いたり、テレビを見たりしてリラックス。
水に溶け込んだ炭酸ガスは不安定なもの。温度上昇や衝撃に弱いため、追いだきせず、湯船ではなるべく動かないように。
炭酸水の血管拡張作用に温度は関係ない。温水の温度は40℃以下で。ふれるとあたたかく感じる性質があるため、34℃程度のぬるさでも効果がある。

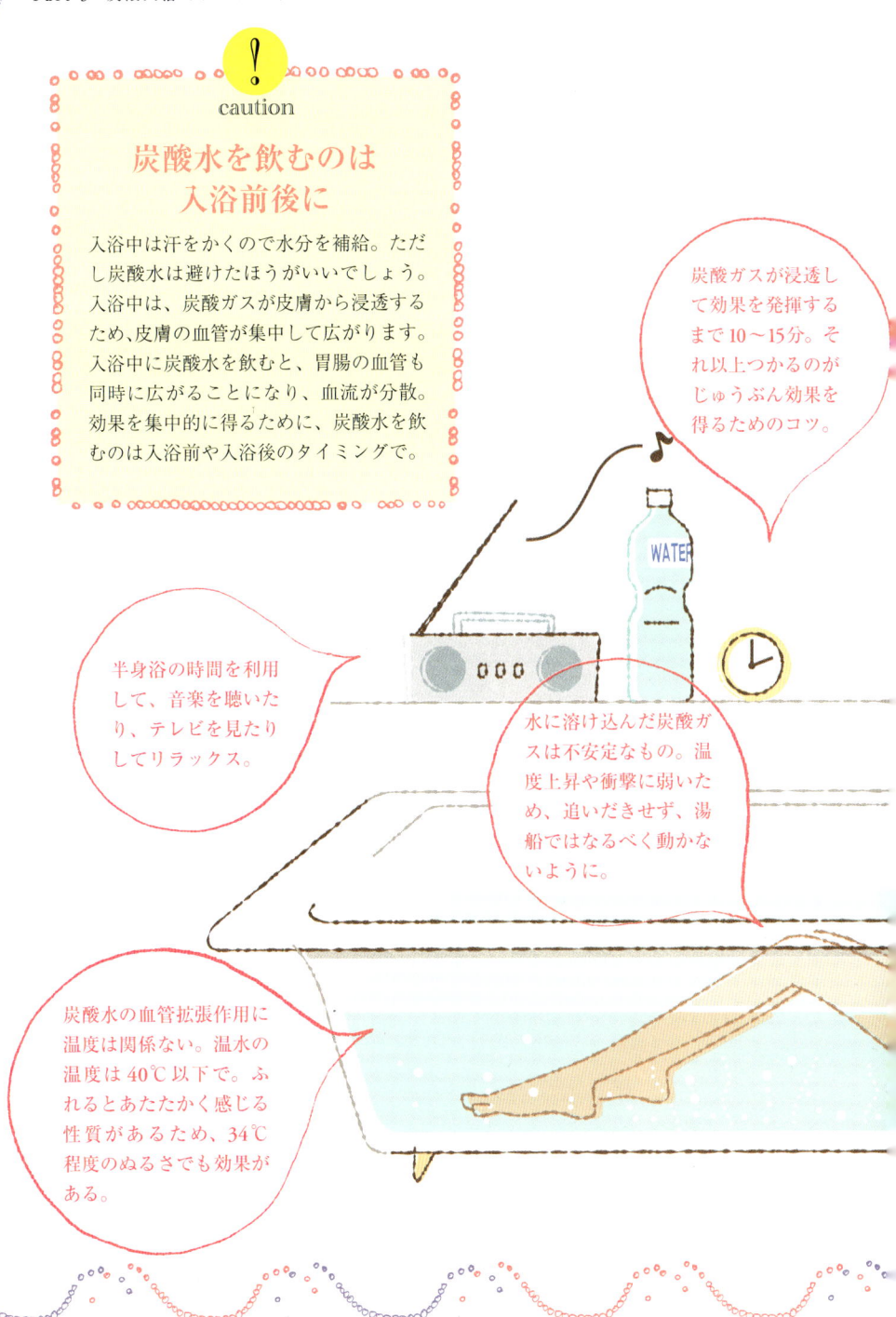

Let's Try!

炭酸全身浴

エネルギー消費アップで細胞活性化

炭酸温水に首までつかると、全身の血が効率よくめぐるようになります。39〜40℃で10〜15分以上入浴しましょう。汗が出て、消費エネルギーもアップ。毎日つづけていると、エネルギーを燃やしやすい体にかわっていきます。また、血流がよくなることで、疲労物質や痛み物質も流れていきます。一日の終わりに炭酸全身浴をして、だるさや疲れ知らずの体をつくりましょう。

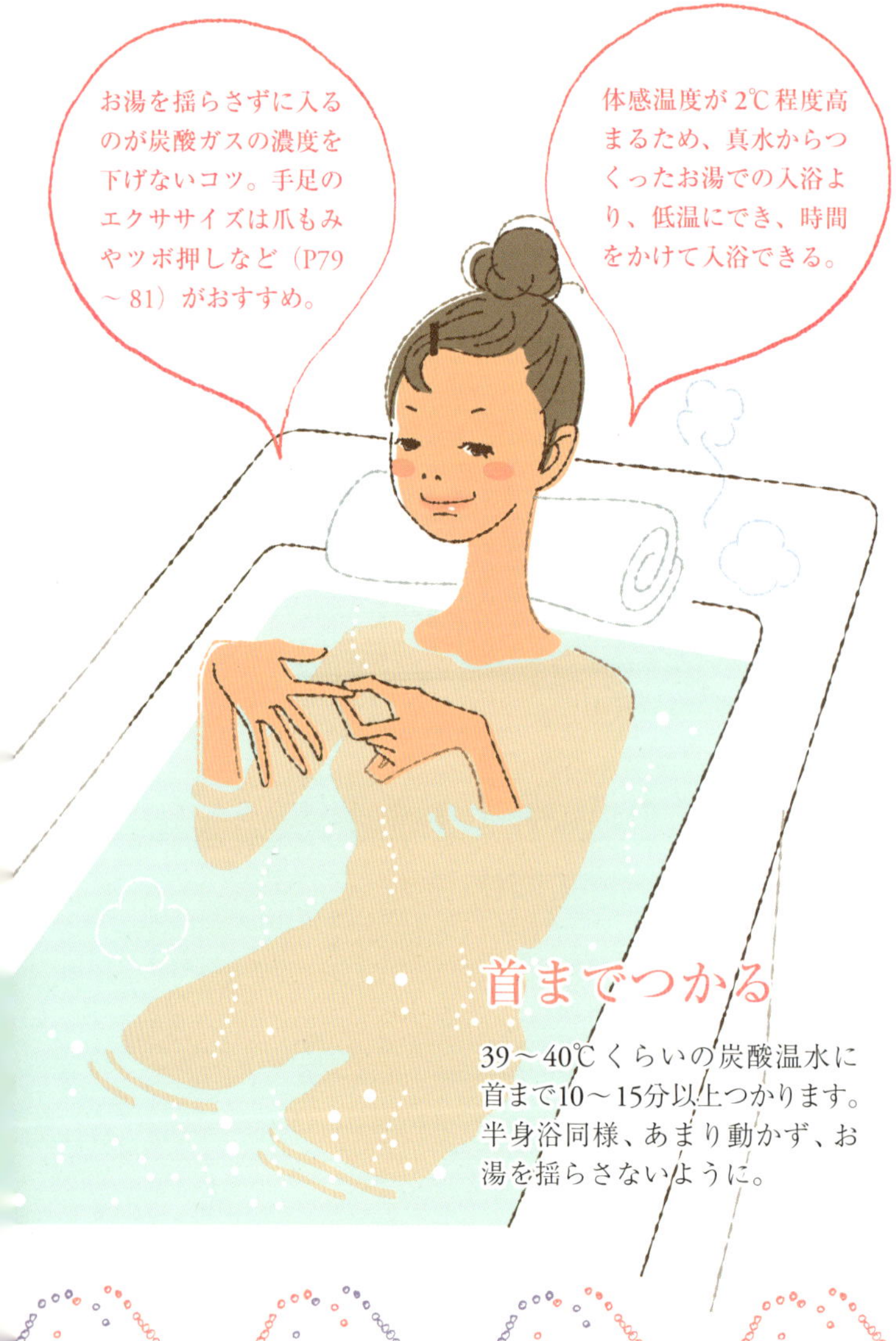
お湯を揺らさずに入るのが炭酸ガスの濃度を下げないコツ。手足のエクササイズは爪もみやツボ押しなど（P79〜81）がおすすめ。
体感温度が2℃程度高まるため、真水からつくったお湯での入浴より、低温にでき、時間をかけて入浴できる。

首までつかる

39〜40℃くらいの炭酸温水に首まで10〜15分以上つかります。半身浴同様、あまり動かず、お湯を揺らさないように。

入浴後はしっかり保温

市販の炭酸入浴剤には保温成分が配合されているものもありますが、炭酸水自体には保温成分はありません。入浴後はすぐにバスローブを着たり、くつしたをはいたりして保温して。

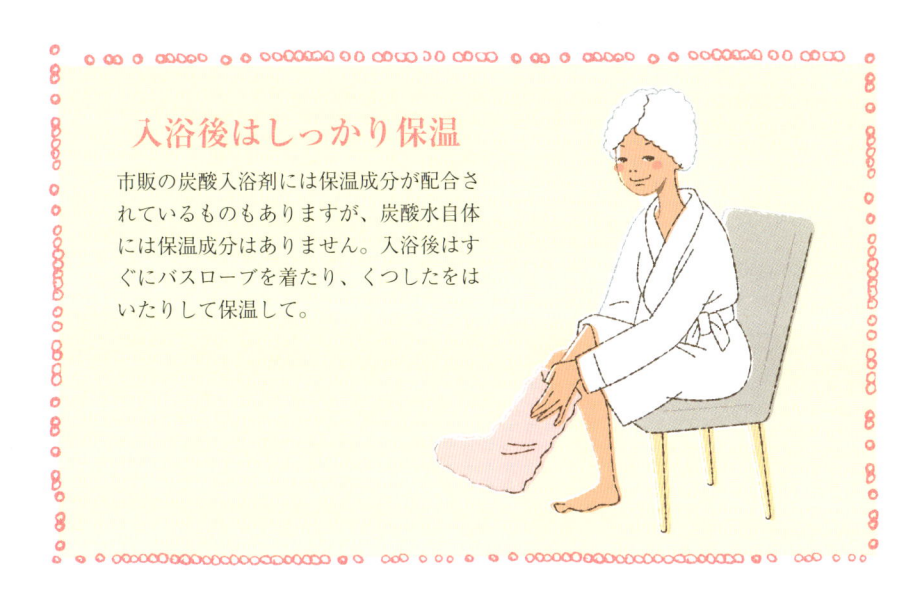

指先エクササイズで血行促進

爪もみ

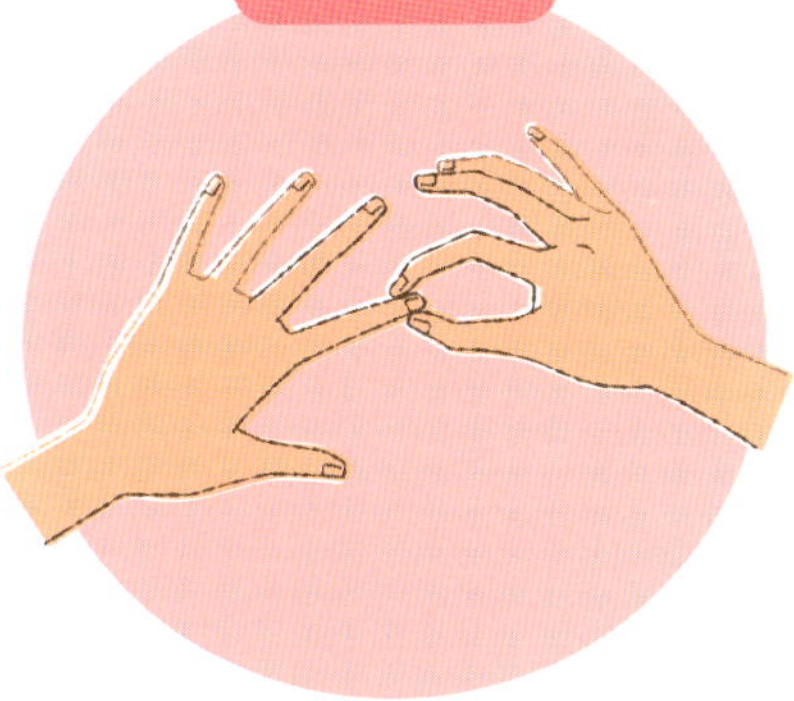

爪の左右の脇を指でもんで。動脈と静脈が入れ替わる末端の血管が刺激され、血流がよくなる。

足指ひらき

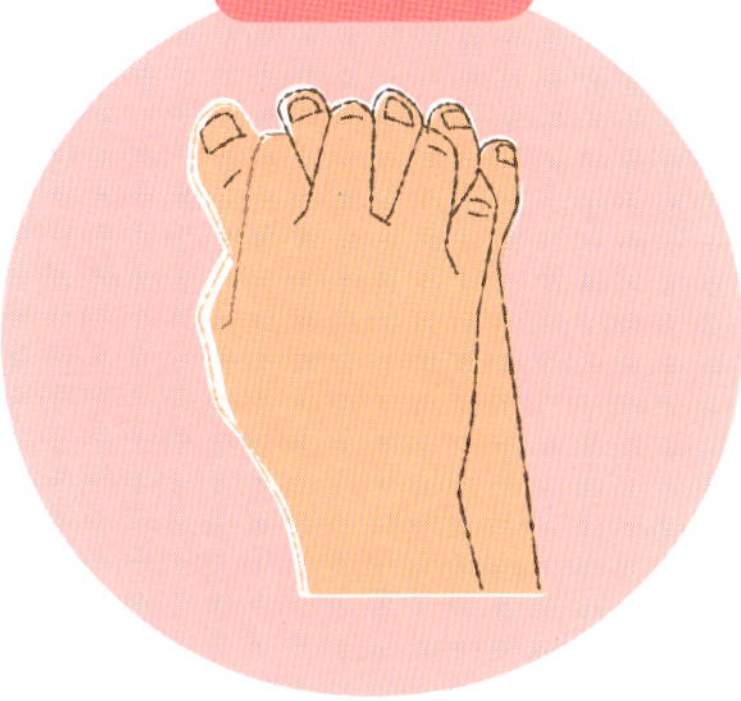

足の指のあいだに手の指を入れて足の指を広げる。足の血流がよくなり、全身があたたまる。

炭酸バスタイムを利用して！

ツボ押しで美ボディ

炭酸温水の湯船に静かにつかりながらできる手足のツボ押し。手足のツボを押すことで、末端の血行がよくなるだけでなく、全身のトラブルの解消にもつながります。

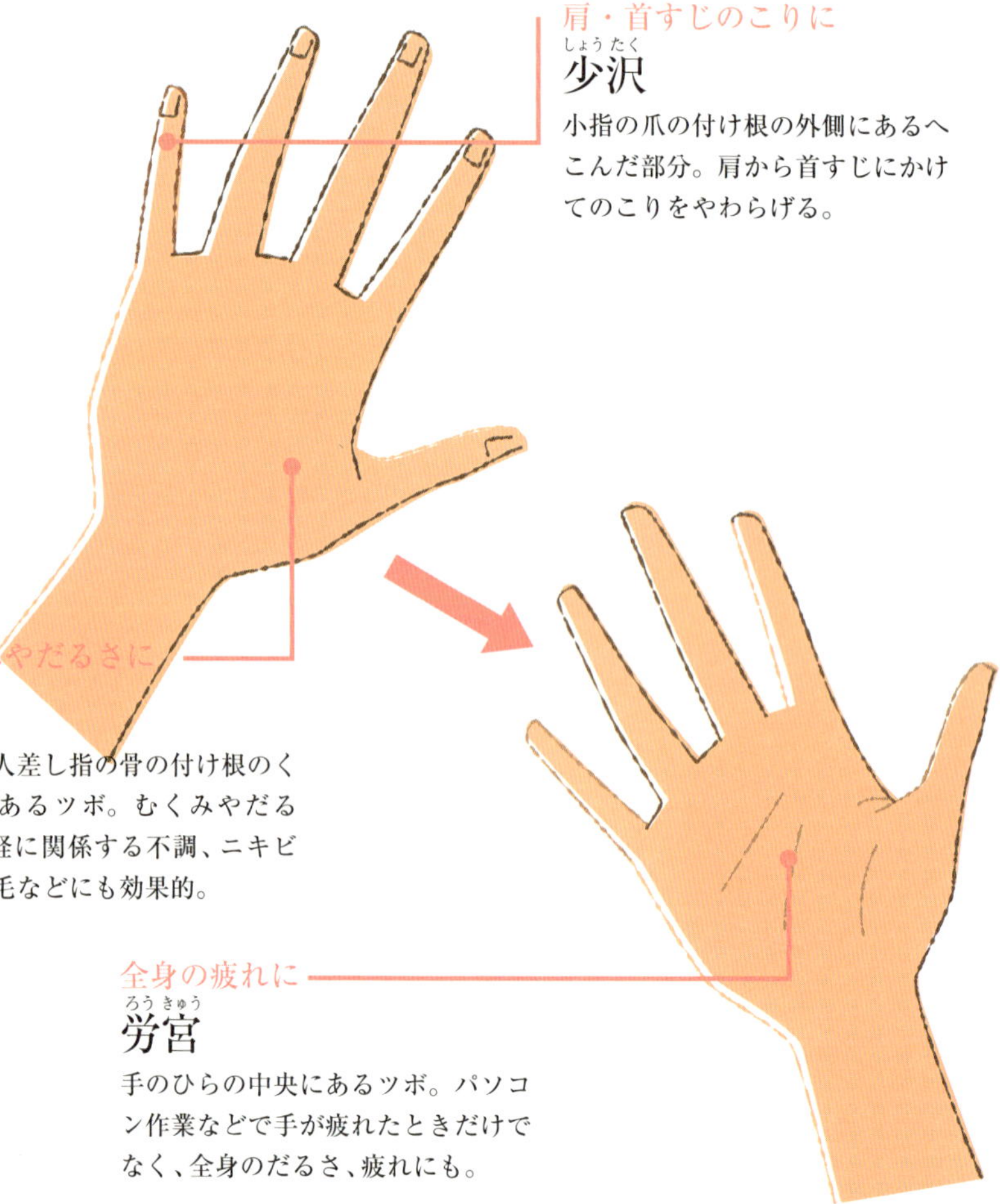

肩・首すじのこりに

少沢《しょうたく》

小指の爪の付け根の外側にあるへこんだ部分。肩から首すじにかけてのこりをやわらげる。

むくみやだるさに

合谷《ごうこく》

親指と人差し指の骨の付け根のくぼみにあるツボ。むくみやだるさ、月経に関係する不調、ニキビや抜け毛などにも効果的。

全身の疲れに

労宮《ろうきゅう》

手のひらの中央にあるツボ。パソコン作業などで手が疲れたときだけでなく、全身のだるさ、疲れにも。

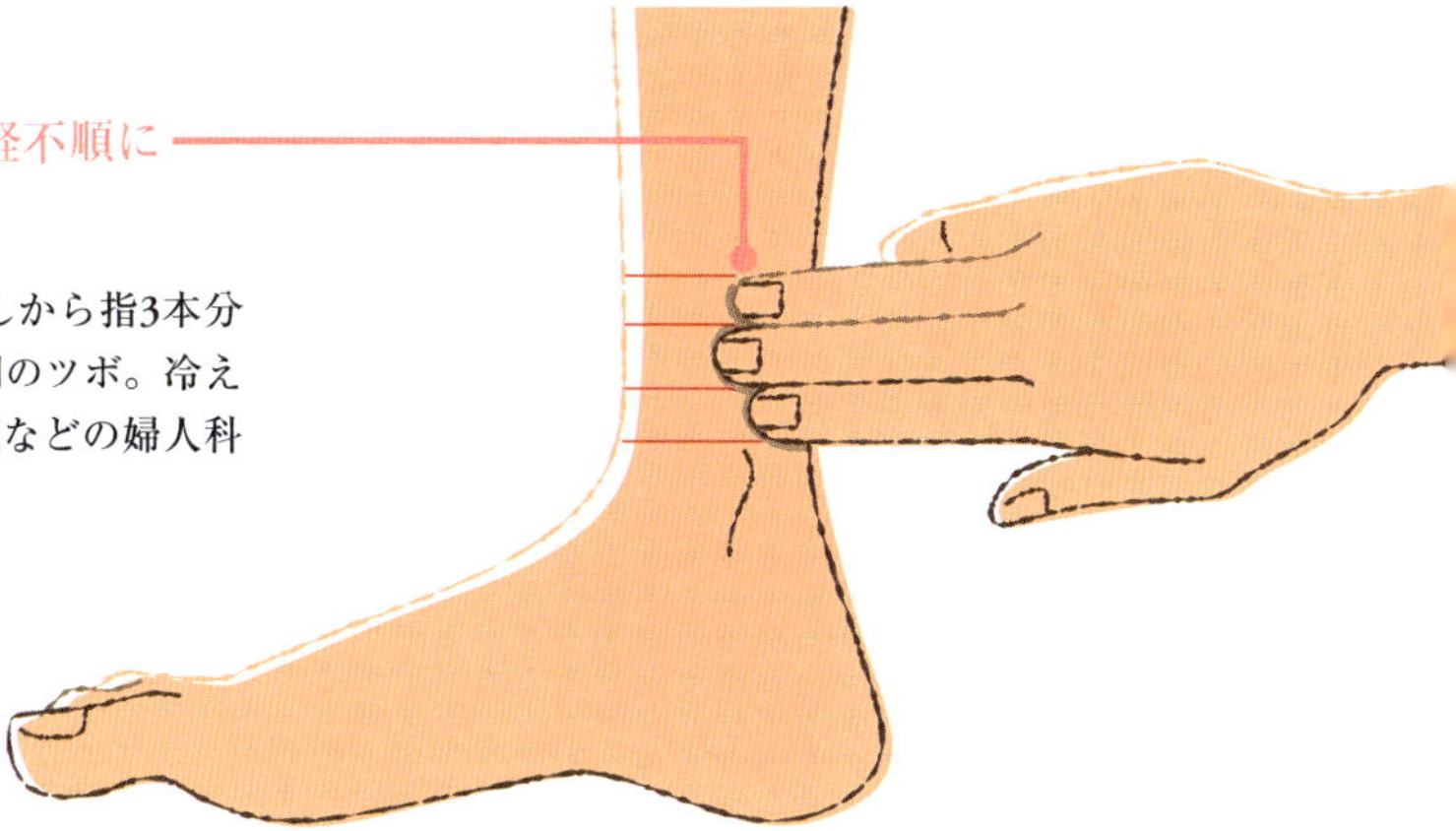

冷えや便秘、月経不順に

三陰交《さんいんこう》

足の内側のくるぶしから指3本分上にある骨の背中側のツボ。冷え症や便秘、月経不順などの婦人科系の不調にも。

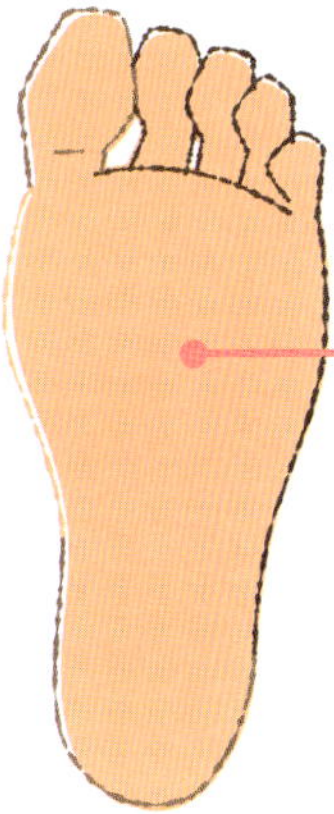

血行促進＆リラックスに

湧泉《ゆうせん》

足の人差し指と中指のあいだで、足指を反らせたときにへこむところ。血行を整えて冷え症を改善。リラックス効果も。

足裏には全身のツボがいっぱい

足の裏はツボの密集地帯。西洋の足ツボ療法・リフレクソロジーの世界では、足裏には全身と対応する反射区（図）があると考えます。どこを押しても健康によい影響があります。紹介したツボ以外でも気になる部分を刺激してみましょう。

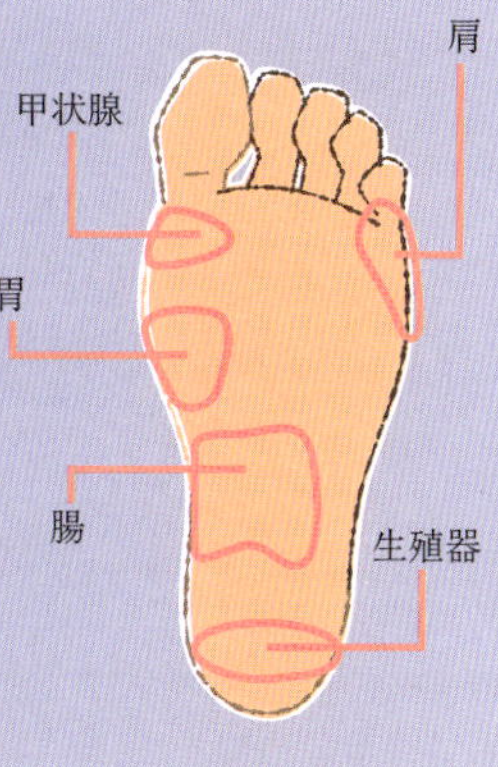

「ツボの押し方は？」► P49

炭酸入浴後にゆっくりと！

リンパマッサージでシャープなボディラインに

体の細胞と細胞のあいだに水分がたまると、体がむくみやすくなります。こうした水分は血管やリンパ管をとおって全身をめぐっているため、炭酸温水につかって血管が広がれば、水分の滞りも解消されます。なかでもリンパ管はめぐりが滞りやすい部分。マッサージで流れをよくしましょう。入浴中より入浴後、水圧がかかっていない状態でマッサージすると効果大です。

クリームや美容ローラーを活用

ホットクリームやボディクリームをぬると、肌のすべりがよくなります。市販の美容ローラーを使ってもOK。力が分散され、圧のかけすぎを防いでくれます。

1 まずは末端からもみほぐす

リンパマッサージの基本は、やさしい力でリンパ液を流すこと。まず、爪もみ(P79)で末端のめぐりをよくして。

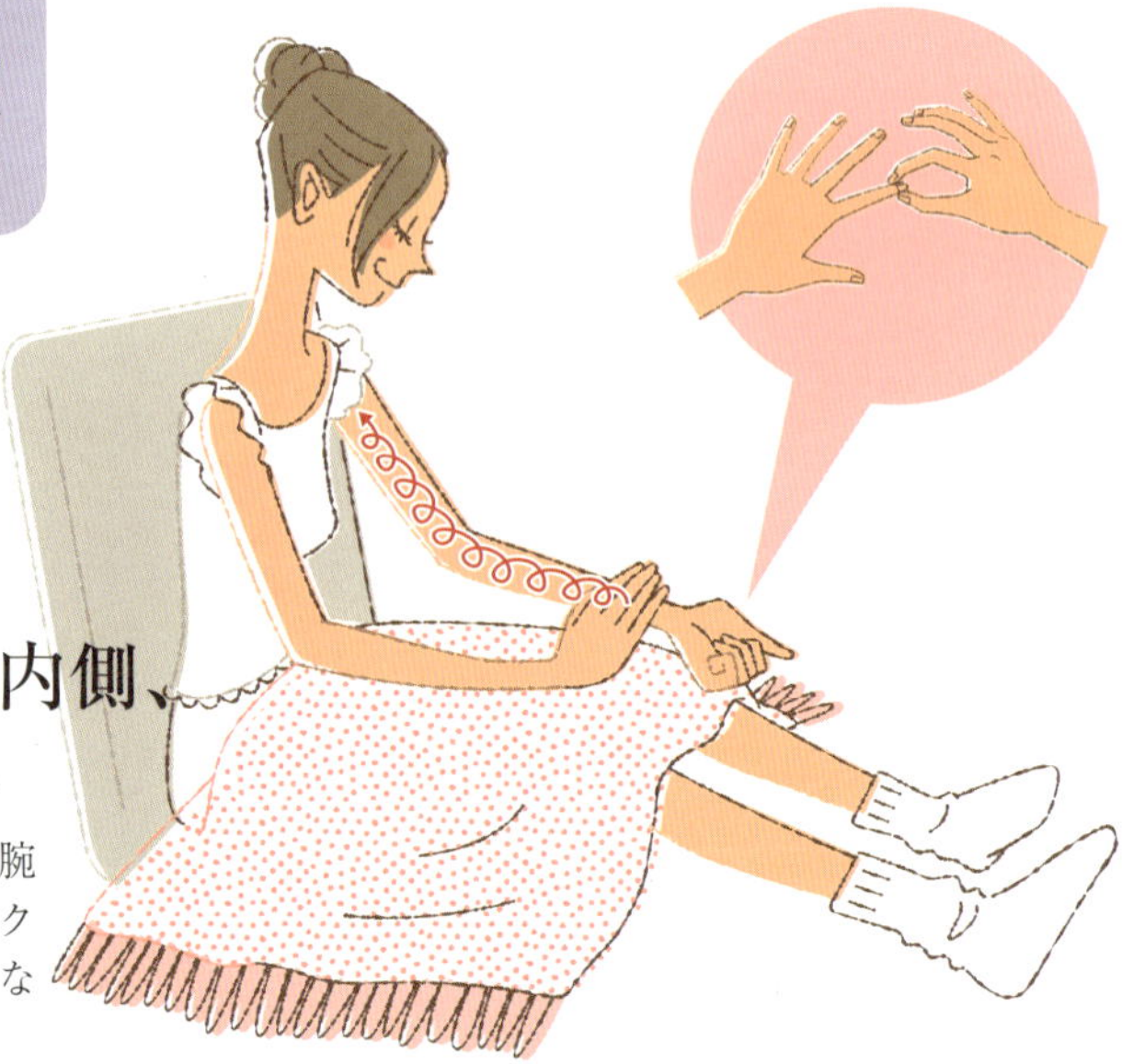

2 手首から腕の内側、腕の付け根へ

手首から腕をとおって、腕の付け根に向かってクルクルと手のひらで円を描きながらマッサージ。

入浴後、体を冷やさないように注意して（P79）。部屋をあたためたり、ブランケットやくつしたで保温を。

3 足指をひらいたり、爪もみをして

足の指をひらいたり（P79）、足の爪もみをして、足先の血行をよくしておきます。

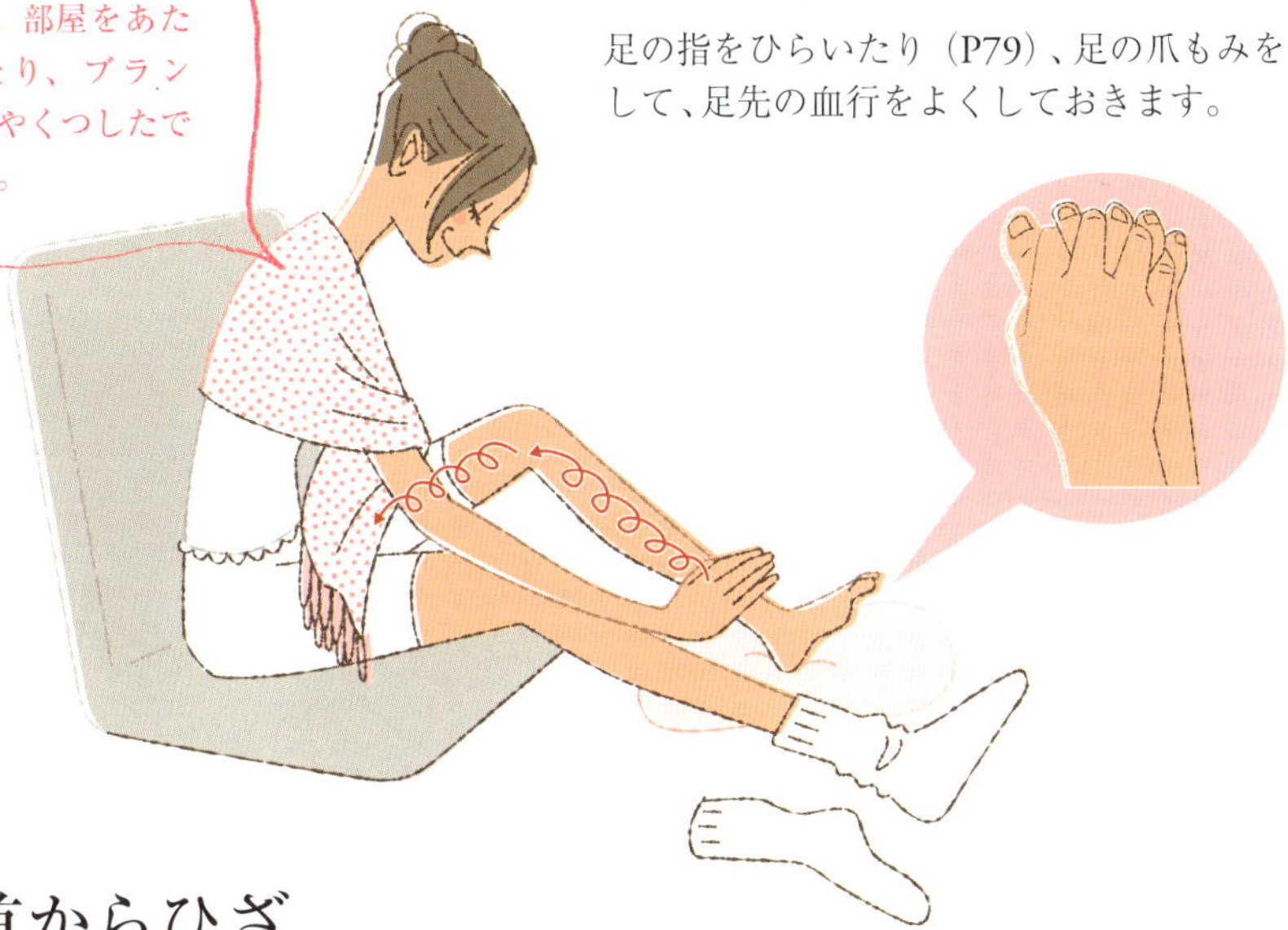

4 足首からひざ、ひざからももに向かって

足首からふくらはぎをとおってひざへ、さらにひざから太ももへクルクルと円を描きながらマッサージ。太ももは何ブロックかにわけて、全体をマッサージします。

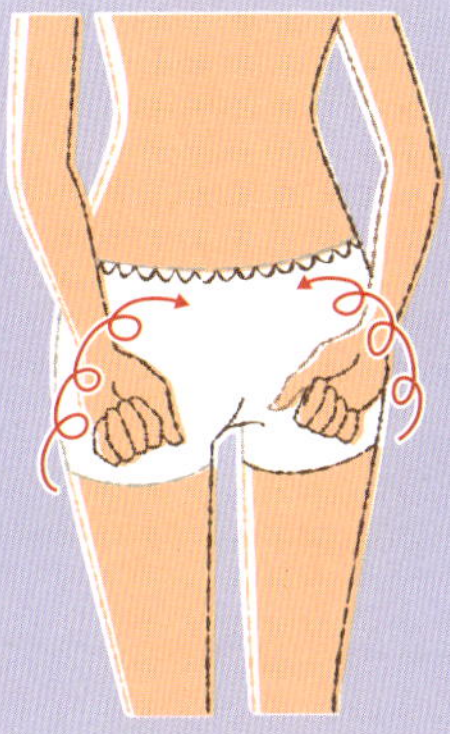

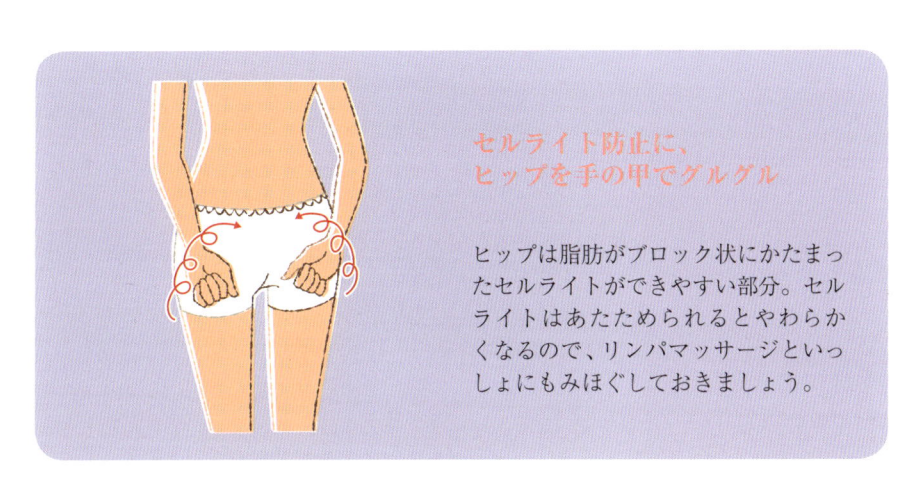

セルライト防止に、ヒップを手の甲でグルグル

ヒップは脂肪がブロック状にかたまったセルライトができやすい部分。セルライトはあたためられるとやわらかくなるので、リンパマッサージといっしょにもみほぐしておきましょう。

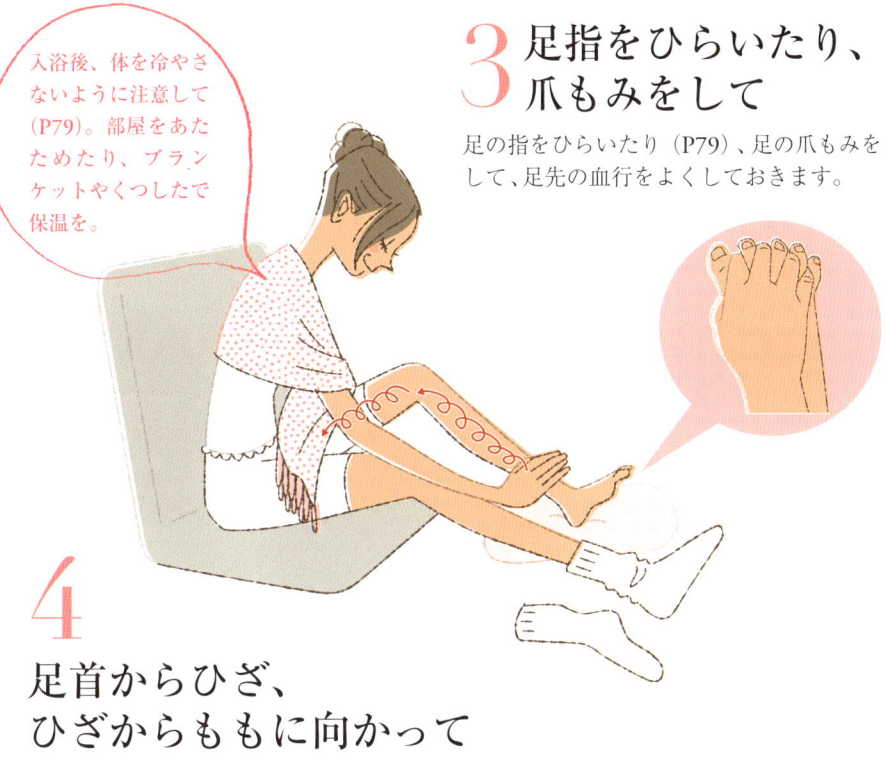

重曹×クエン酸で好みのバスを！

アロマオイル入り 手づくり炭酸入浴剤

市販の炭酸入浴剤の成分表に載っている炭酸水素Naとは重曹ソーダ（重曹）のこと。重曹に酸を加えると発泡性の入浴剤が簡単につくれます。保温効果を高めるために岩塩などを加えましょう。アロマオイルをたすと、好みの香りの入浴剤のできあがり。炭酸濃度が高い状態で入浴するのがベストです。入浴直前にバスタブに投入しましょう。

材料

重曹	60g（大さじ3）
クエン酸	20g（大さじ1）
岩塩など	60g（大さじ3）
エッセンシャルオイル（精油）	2〜3滴（上限は5滴）

Recipe

1. すべての材料をビニール袋に入れて、よくまぜる。
2. ①を、ラップなどに包み、かたくにぎって形を整える。
3. ラップをしぼった状態で3〜4時間置くと固形化。入浴直前に湯船へ。

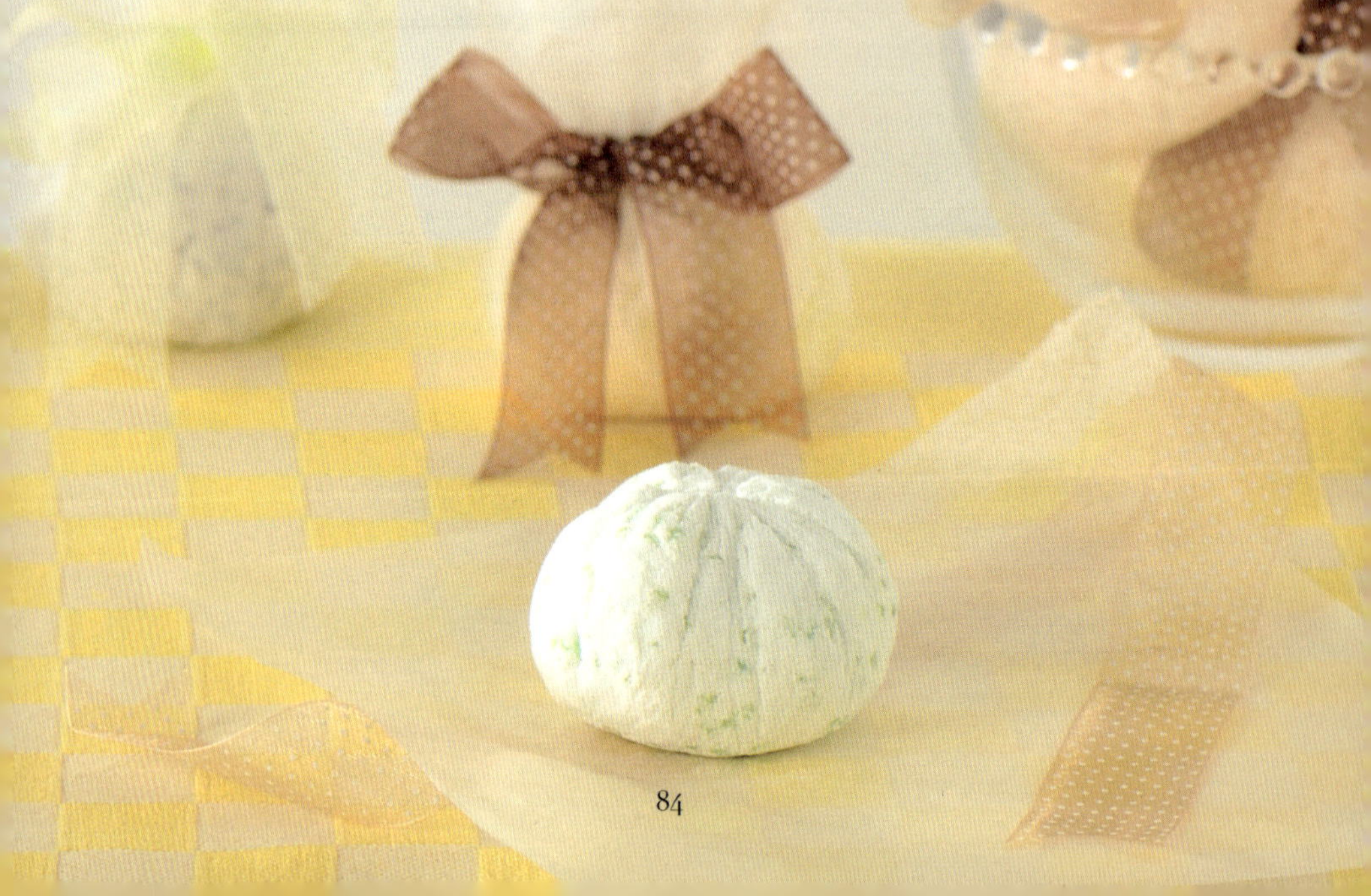

おすすめオイルでリラックス&ヘルシー

種類	香り	おすすめポイント
ローズ	濃厚な甘さ	女性ホルモンの働きを整える。甘くて濃厚な香りにはイライラをしずめる効果も。とくに月経前などにおすすめ。
ラベンダー	さわやか	自律神経を整える働きがある。リラックス効果が高く、不眠やストレス過多に効果あり。
フランキンセンス	清涼感	免疫力をアップさせ、美肌にも。清涼感のある香りで、ふさいだ気持ちを晴らしてくれる。
ペパーミント	すっきり	落ち込みやイライラをしずめる働きがある。清涼感があり、すっきりした気分になるので、リフレッシュしたいときに。
柑橘系	フレッシュ	柑橘系のネロリ、レモン、オレンジなどの香りは、リフレッシュ効果大。ただし紫外線の問題がある(P59) ため、化粧水として使うのはNG。入浴剤としても外出予定がないときにだけ利用して。

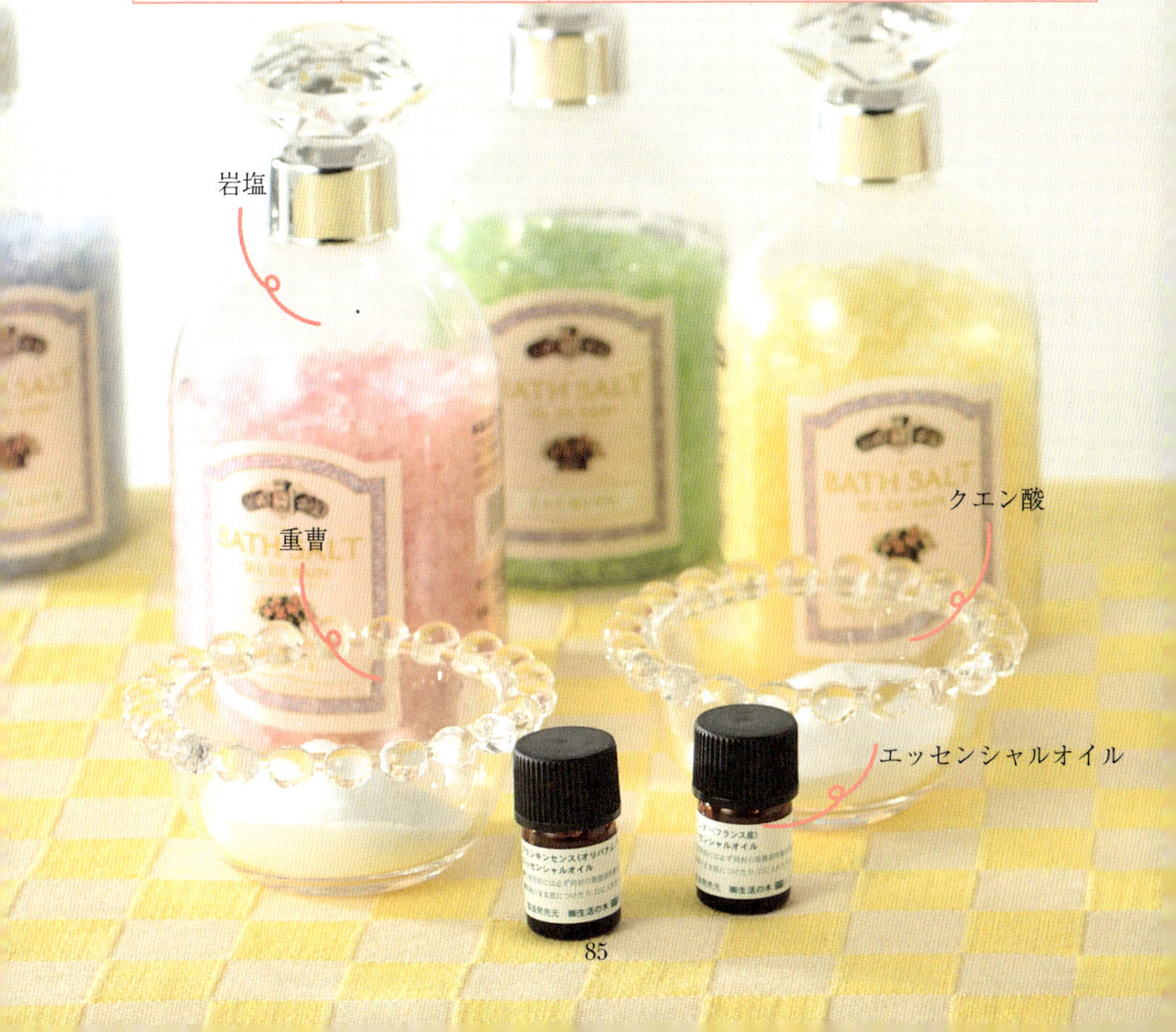
岩塩
重曹
クエン酸
エッセンシャルオイル
BATH SALT

前田先生の炭酸講座

Q 炭酸入浴はふつうのお湯での入浴と何が違うの？

A 皮膚から二酸化炭素が浸透して、より効率よく血行改善＆細胞活性化

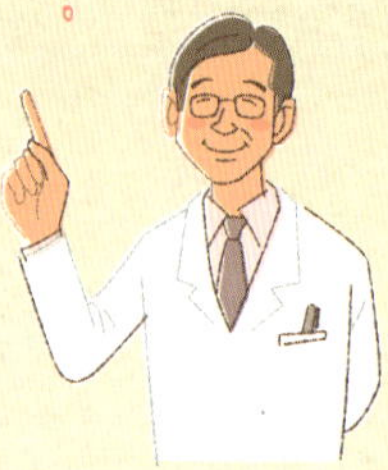

心臓病、高血圧治療、疲労回復などに炭酸入浴を利用

炭酸水の最大の有効活用法が入浴です。炭酸の持つ血管拡張効果は、医療の世界で認められています。

日本は温泉大国ですから、炭酸泉といって炭酸ガスをふくむ温泉が各地に湧き出ています。昔から健康に有効だということが知られていました（P91）。

また、ヨーロッパでは昔から心臓病などの患者さんの治療として、炭酸温浴が使われてきました。

こうした歴史のなかから、研究がすすめられ、科学的に分析されるようになったのです。

そこで見つかったのが血管拡張ホルモン「プロスタグランジンE2」（P36）。血管が広がる

9　血管で起こる〝勘違い〟で血行改善&細胞活性

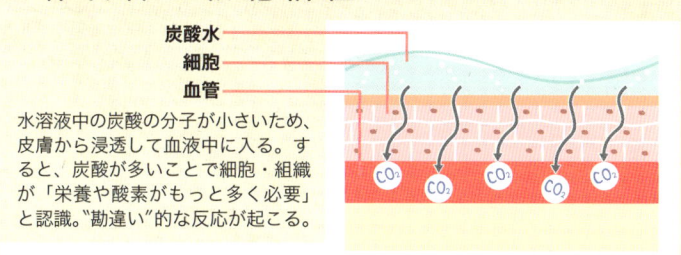

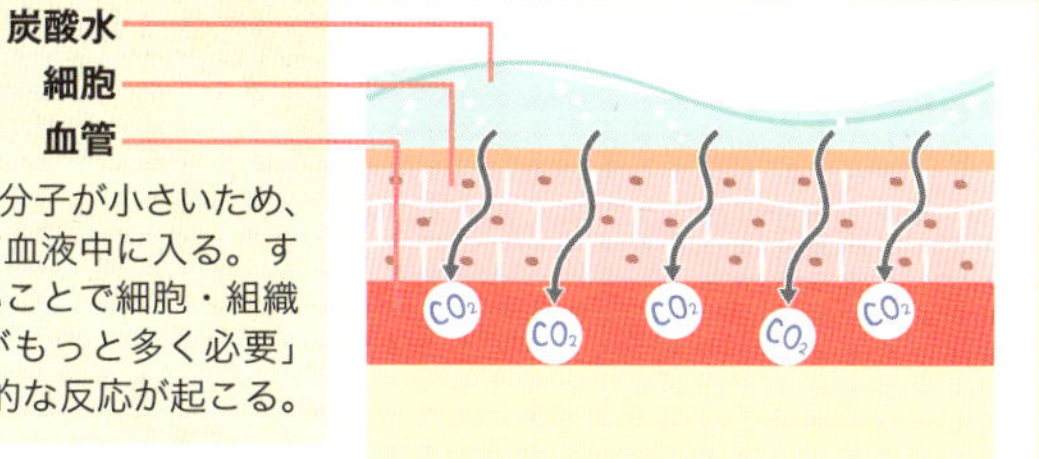

水溶液中の炭酸の分子が小さいため、皮膚から浸透して血液中に入る。すると、炭酸が多いことで細胞・組織が「栄養や酸素がもっと多く必要」と認識。〝勘違い〟的な反応が起こる。

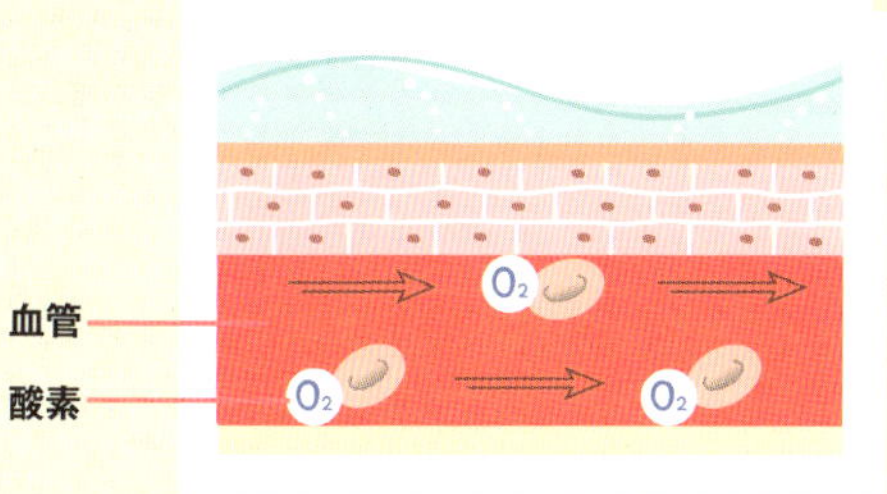

酸素を早く細胞に届けようとするため、血流量が増して、血行が改善。血液が増えたぶん、新鮮な酸素や栄養が細胞に供給される。

ことによって、血圧が下がったり、また、血流がよくなることで、疲労がとれたり、新陳代謝がアップするといった、体へのさまざまな効果がわかってきています。

血管拡張ホルモンと細胞の〝勘違い〟のダブル効果

じつは炭酸水の血管拡張にはもうひとつのしくみが働いています。炭酸が血管に入り込むと、血液中の酸素と二酸化炭素のバランスがくずれ、老廃物である二酸化炭素濃度が上昇します。体の細胞・組織は「栄養や酸素がもっと多く必要」といった〝勘違い〟的な反応を起こし、細胞に栄養や酸素をたくさん送り込もうとするのです。

血管拡張ホルモンと細胞の、いわば〝勘違い〟のダブル効果で、血行がよくなります。

9 炭酸入浴後はガウン着用で保温する

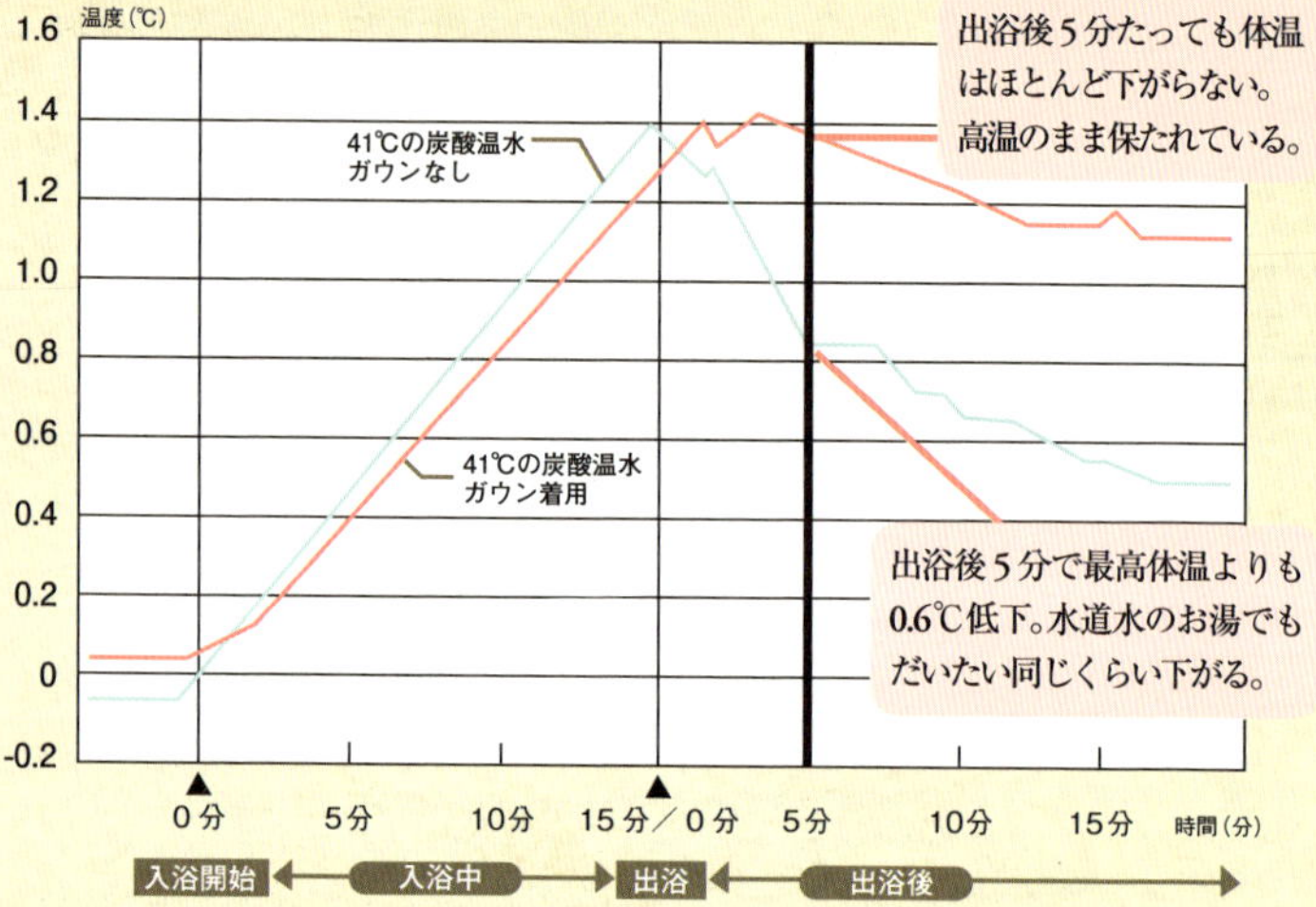

温度(℃)
1.6
1.4
1.2
1.0
0.8
0.6
0.4
0.2
0
-0.2
41℃の炭酸温水
ガウンなし
41℃の炭酸温水
ガウン着用
出浴後5分たっても体温はほとんど下がらない。高温のまま保たれている。
出浴後5分で最高体温よりも0.6℃低下。水道水のお湯でもだいたい同じくらい下がる。
0分
5分
10分
15分／0分
5分
10分
15分
時間(分)
入浴開始
入浴中
出浴
出浴後

炭酸水は血行を改善するが、保温する効果はない。炭酸入浴のあと、体温の変化のグラフを比較すると、ガウンなしの場合、体温が急激に下降する。一方ガウンを着用すると体温は保たれる。

（前田眞治調べ）

部分浴でもぬるくても効果が得られる

炭酸は水に溶けた状態だと皮膚から浸透します（P36）。真水からつくったお湯の場合、熱によって体温が上昇し、血が心臓から全身へと勢いよく送られるようになり、血行がよくなります。

ところが、炭酸水の場合、ふれた部分から炭酸が浸透していきます。閉じていた毛細血管にダイレクトに炭酸が影響し、広がります。

そのため、部分浴でもじゅうぶん効果が得られます。

さらに炭酸水の作用は冷たくても失われません（逆に40℃を超えると炭酸ガスが抜けてしまいます）。真水からつくるお湯では難しいですが、炭酸水なら34℃程度でも血行が改善します。

炭酸水がふれたところに直接作用

入浴中

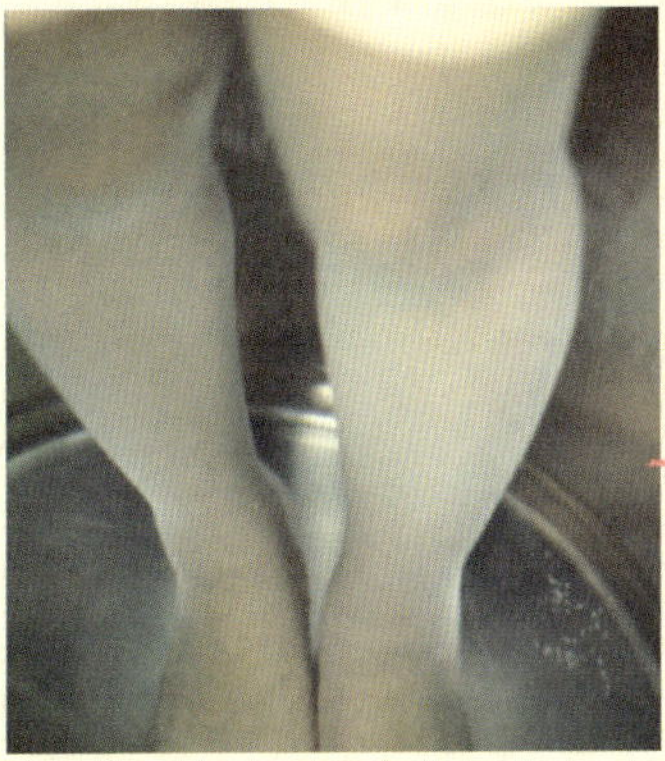

出浴後

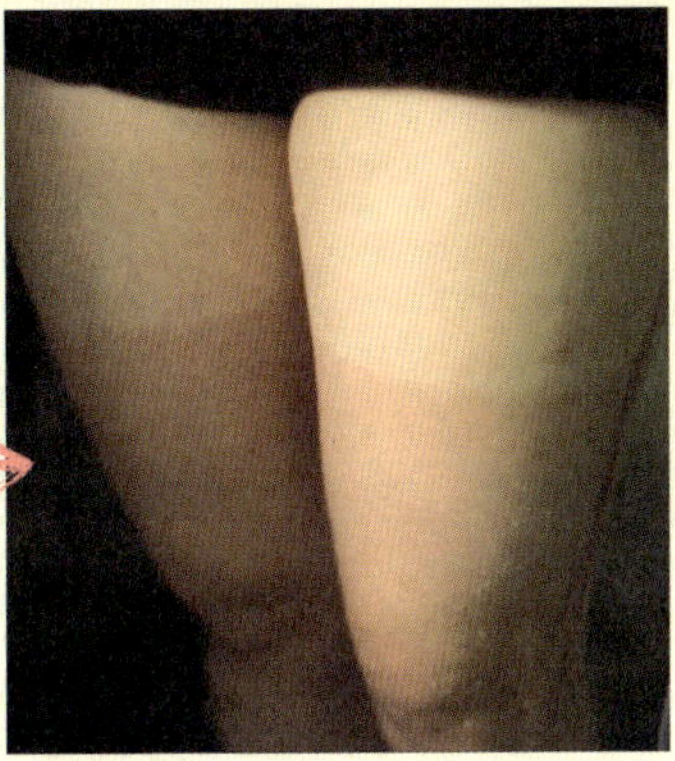

炭酸温水で足湯をしたときの、入浴中と出浴後の足の状態の写真。炭酸水につかっていたところに直接炭酸が浸透し、血行がよくなるため、肌が赤く紅潮する。

高濃度の炭酸温水なら細胞修復や免疫力アップも

炭酸入浴は、高濃度であればあるほど効果があります。

ただ、炭酸水には温度が上がるほど濃度が低くなる性質があるため（P66）、医療界では人工炭酸泉という、機械でつくられた炭酸水を使います（P92）。細胞修復や免疫力アップなどのハイレベルな効果も得られます。

家庭で同レベルの濃度は難しいので、ペットボトルや炭酸入浴剤を利用します。入浴剤１回分で濃度が１００ppm程度上がります。

入浴のポイントは炭酸ガスが抜けないように静かに、そして長時間つかること。炭酸が皮膚から浸透するには10~15分ほど必要なのです。「ぬるめで長湯」を心がけてください。

全国
炭酸泉
リスト付き

休日は温泉＆スーパー銭湯へ

炭酸泉で体も心もリフレッシュ

炭酸水の濃度が高いほど美容・健康効果を得られます。でも、自宅で高濃度の炭酸のお湯をつくるのは難しい……そんなときはぜひ炭酸泉へ。日本には炭酸ガス濃度250ppm以上の天然炭酸泉（温泉）がたくさんあります(P91)。

また、人工的に高濃度炭酸泉をつくる機械も開発され、スーパー銭湯などに導入されています（P92）。

アンチエイジング効果を高く得られる炭酸泉を楽しんでください。

目的別・高濃度炭酸泉の効果的入浴法

目的	アンチエイジング	免疫力アップ	高血圧治療
入浴リズム	2～3日に1回	3～4日に1回	毎日
理由	傷ついた細胞を修復するHSP70（ヒートショックプロテイン70）が活性化。入浴後2日目に低下しはじめるため、2～3日に1回の入浴が効果的。	抗がん効果がある免疫細胞・NK細胞（ナチュラルキラー細胞）が活性化。入浴後4日目に低下するため、3～4日に1回の入浴が効果的。	高濃度炭酸泉の血管拡張作用で血管の柔軟性がアップ。連続入浴で効果を継続的に得ると、血圧が低下し、安定。

高濃度 1000ppm の炭酸泉は医療用に使われるほど、体への効果も大。目的に応じて入浴リズムをかえるとより効果が得られる。とくにアンチエイジング、免疫力アップの場合、連続入浴は体が慣れてしまい逆効果になるため注意して。

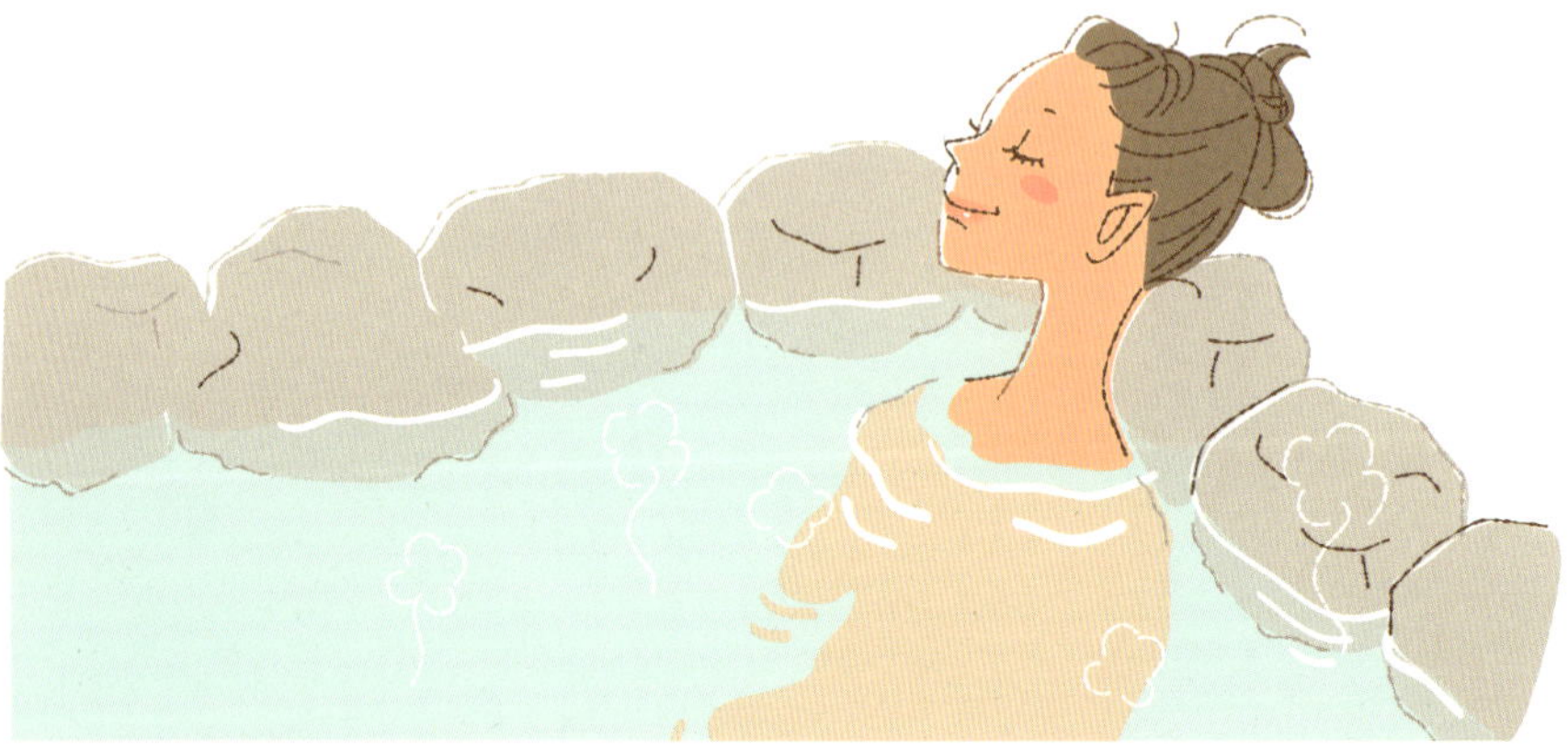

全国の天然炭酸泉

火山が多い日本には、天然の温泉が多数湧き出しています。自然に炭酸ガスが溶け込んでいる天然炭酸泉も。自然のなかでゆったり炭酸入浴をすればリラックス効果も抜群です。

Pickup

有馬温泉　銀泉

江戸時代から湧きつづける天然炭酸泉。源泉近くには炭酸泉源神社があり、入浴と飲用の両方が楽しめる。

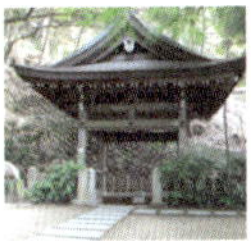

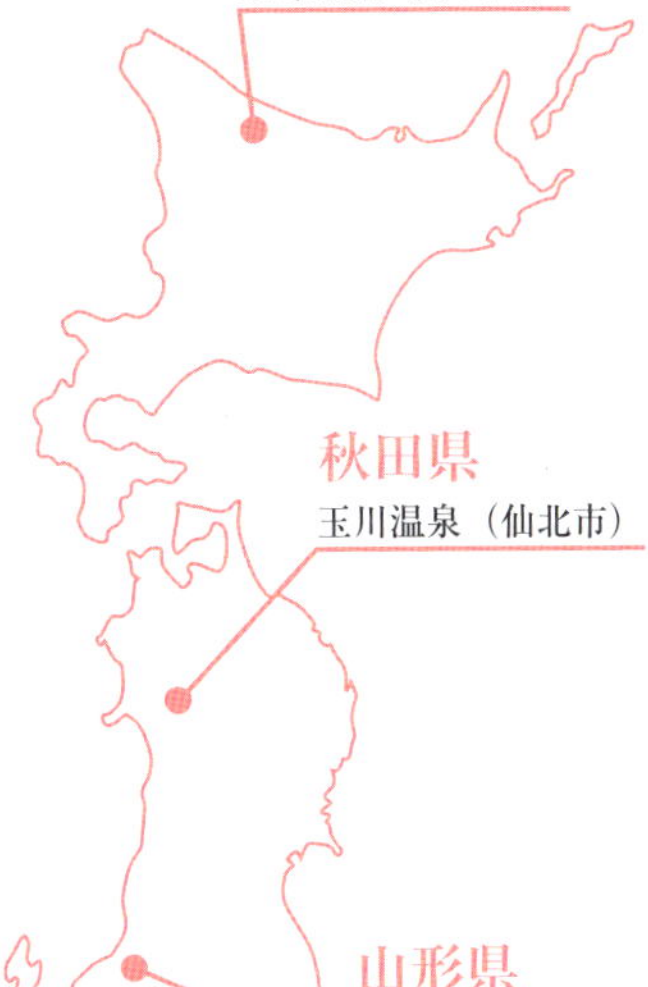

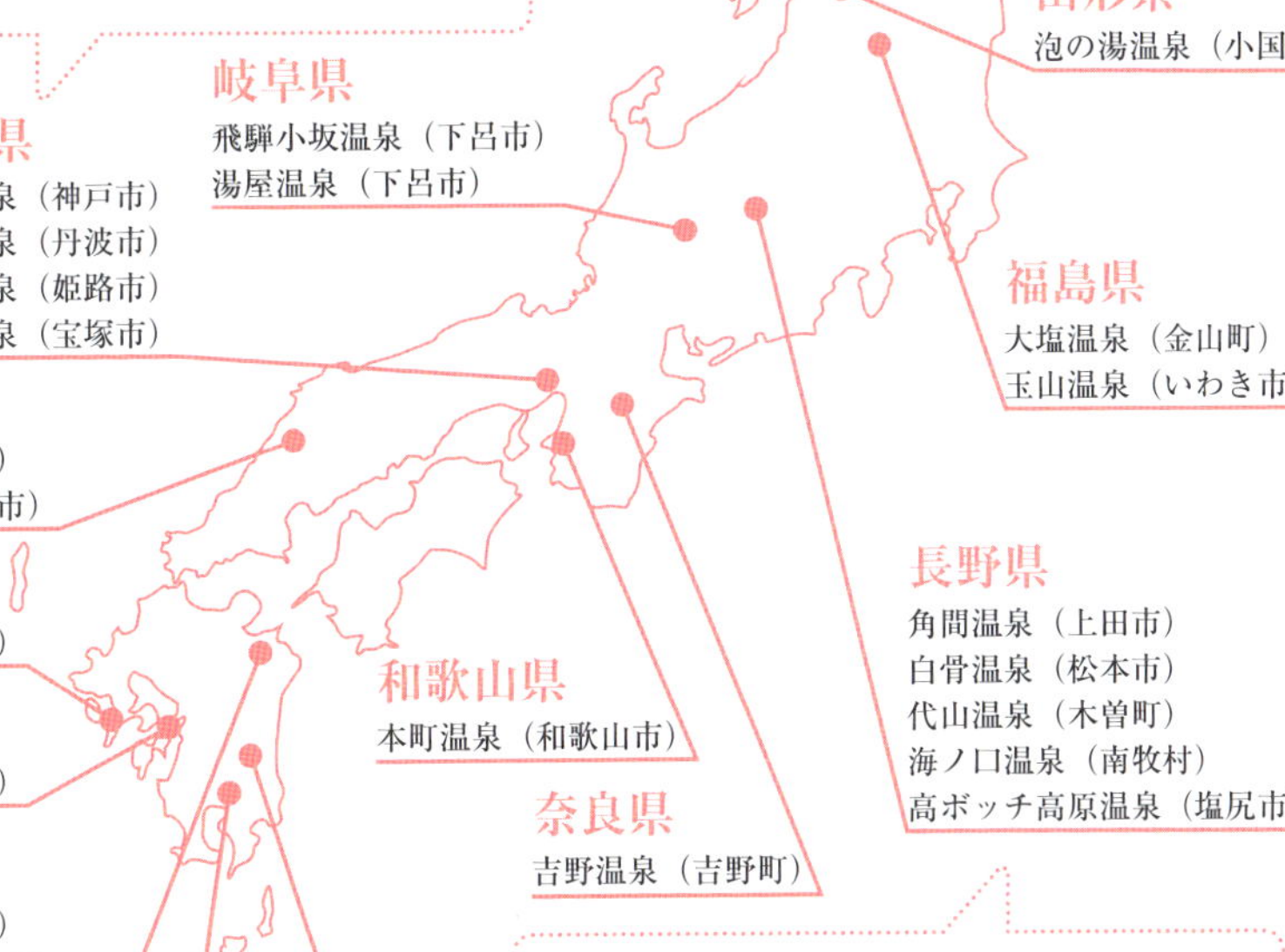
北海道
五味温泉（下川町）
秋田県
玉川温泉（仙北市）
山形県
泡の湯温泉（小国町）
福島県
大塩温泉（金山町）
玉山温泉（いわき市）
岐阜県
飛騨小坂温泉（下呂市）
湯屋温泉（下呂市）
兵庫県
有馬温泉（神戸市）
国領温泉（丹波市）
塩田温泉（姫路市）
宝塚温泉（宝塚市）
島根県
頓原温泉（飯南町）
小屋原温泉（大田市）
長崎県
島原温泉（島原市）
熊本県
金桁温泉（三角町）
大分県
長湯温泉（竹田市）
七里田温泉（竹田市）
鷺来ヶ迫温泉（臼杵市）
赤川温泉（竹田市）
鹿児島県
妙見温泉（霧島市）
宮崎県
たかはる温泉（高原町）
和歌山県
本町温泉（和歌山市）
奈良県
吉野温泉（吉野町）
長野県
角間温泉（上田市）
白骨温泉（松本市）
代山温泉（木曽町）
海ノ口温泉（南牧村）
高ボッチ高原温泉（塩尻市）

Pickup

白骨温泉　泡の湯

高濃度を保ったままの天然炭酸泉で、岩の割れ目から泡が噴出している、めずらしいタイプの温泉。

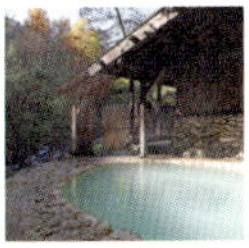

全国の人工炭酸泉

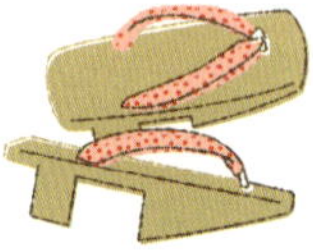

天然の炭酸泉同様の効果を得られる人工炭酸泉（P95）を導入している全国の入浴施設です。訪れる際は、営業日・時間・使用料などをホームページ、または電話で確認してください。

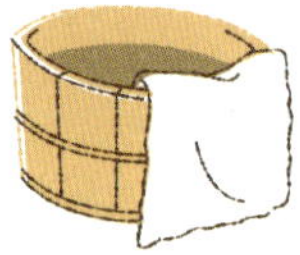

（三菱レイヨン・クリンスイ株式会社提供／2013年4月現在）

都道府県	名称	エリア	URL（ホームページがない施設は電話番号を掲載）
北海道			
北海道	こうしんの湯	札幌市東区	http://www.e-furo.info/bath/index.html#tansan
北海道	花ゆづき	札幌市西区	http://www.hanayuzuki.jp/
東北			
青森県	熊ノ沢温泉	八戸市	☎ 0178-27-0004
岩手県	喜盛の湯	盛岡市	http://www.kimorinoyu.com/
宮城県	竜泉寺の湯＜仙台泉店＞	仙台市	http://www.ryusenjinoyu.com/izumi/
山形県	スーパー銭湯テルメ	山形市	http://www.terme-mg.com/
福島県	癒の刻＜白河店＞	白河市	http://www.iwaki-group.co.jp/carbo.html
関東			
栃木県	足利健康ランド	足利市	http://ashiken.3riku.co.jp/
茨城県	水戸ゆらいや 御老公の湯	水戸市	http://5650.jp/
群馬県	太田グランドホテル	太田市	http://www.ohta-grand.net/ 泊
埼玉県	おふろの王様＜志木店＞	志木市	http://www.ousama2603.com/shop/shiki/
埼玉県	久喜 健美の湯	久喜市	http://kukiken.3riku.co.jp/

都道府県	名称	エリア	URL（ホームページがない施設は電話番号を掲載）
埼玉県	さいたま清河寺温泉	さいたま市	http://seiganji-onsen.com/
埼玉県	雅楽の湯	北葛飾郡杉戸町	http://www.utanoyu.com/
埼玉県	越谷 健美の湯	越谷市	http://koshiken.3riku.co.jp/
埼玉県	東武スポーツクラブプレオンせんげんだい	越谷市	http://www.tobusports.co.jp/branch/sengendai/ 会
埼玉県	東武スポーツクラブプレオン北越谷	越谷市	http://www.tobusports.co.jp/branch/kitakoshigaya/ 会
埼玉県	東武スポーツクラブリ・プレオン新越谷	越谷市	http://www.tobusports.co.jp/branch/shinkoshigaya/ 会
埼玉県	東武スポーツクラブプレオンふじみ野	富士見市	http://www.tobusports.co.jp/branch/fujimino/ 会
東京都	東急スポーツ オアシスRAFEEL 恵比寿	渋谷区	http://www.sportsoasis.co.jp/sh74/ 会 女
東京都	おふろの王様＜光が丘店＞	板橋区	http://www.ousama2603.com/shop/hikarigaoka/
東京都	ジェクサー・フィットネス & スパ上野	台東区	http://www.jexer.jp/fitness/ueno/index.html 会
東京都	スーパーホテル東京・JR 立川北口	立川市	https://www.superhotel.co.jp/s_hotels/tachikawakita/tachikawakita.html
東京都	おふろの王様＜多摩百草店＞	多摩市	http://www.ousama2603.com/shop/tamamogusa/
千葉県	南増尾 健美の湯	柏市	http://kashiken.3riku.co.jp/
神奈川県	江の島アイランドスパ	藤沢市	http://www.enospa.jp/
神奈川県	スカイスパ YOKOHAMA	横浜市	http://www.skyspa.co.jp/
神奈川県	宮前平 源泉湯けむりの庄	川崎市	http://yukemurinosato.com/miyamaedaira
神奈川県	竜泉寺の湯＜湘南茅ヶ崎店＞	茅ヶ崎市	http://www.ryusenjinoyu.com/chigasaki/
中部			
静岡県	田代の郷温泉伊太和里の湯	島田市	http://www.city.shimada.shizuoka.jp/onsen/itawarinoyu.html
愛知県	スオミの湯＜今池店＞	名古屋市	http://www.suominoyu.com/page03a.html

会→会員制　女→女性専用　泊→要宿泊

都道府県	名称	エリア	URL（ホームページがない施設は電話番号を掲載）
愛知県	竜泉寺の湯	名古屋市	http://www.ryusenjinoyu.com/index2.htm
愛知県	竜泉寺の湯＜豊田浄水店＞	豊田市	http://www.ryusenjinoyu.com/josui/
富山県	北陸健康センターアラピア	高岡市	http://www.arapia.jp/
富山県	ファミリー銭湯くさじま	富山市	http://www.shokokai.or.jp/16/162013S0002
福井県	スパ＆スポーツ ベア	福井市	http://www.spa-and-sports-bear.com/contents/spa.html 会
近畿			
滋賀県	草津湯元 水春	草津市	http://suisyun.jp/kusatsu/
三重県	スオミの湯＜四日市店＞	四日市市	http://www.suominoyu.com/page03g.html
三重県	スオミの湯＜津店＞	津市	http://www.suominoyu.com/page03h.html
大阪府	天然温泉 風の湯＜河内長野店＞	河内長野市	http://tsurukame-oe.xsrv.jp/kazenoyu-kawachinagano/
大阪府	天然温泉 風の湯＜新石切店＞	東大阪市	http://tsurukame-oe.xsrv.jp/kazenoyu-shinishikiri/
大阪府	天然温泉 延羽の湯 鶴橋	大阪市	http://www.nobuta123.co.jp/nobehatsuruhashi/
大阪府	夢の公衆浴場 五色	豊中市	http://www.goshiki.co.jp/
大阪府	万博 おゆば	吹田市	http://www.oyuba.com/top.htm
大阪府	東香里湯元 水春	寝屋川市	http://suisyun.jp/kohri/
大阪府	箕面湯元 水春	箕面市	http://suisyun.jp/mino/
大阪府	御陵天然温泉 亀の湯	堺市	http://www.kamenoyu.net/
京都府	癒し太閤 ねねの湯	京都市	http://www.nenenoyu.com/ 女
京都府	さがの温泉 天山の湯	京都市	http://www.ndg.jp/tenzan/top.html
兵庫県	つかしん天然温泉 湯の華廊	尼崎市	http://www.tsukashin.com/yunokarou/

都道府県	名称	エリア	URL（ホームページがない施設は電話番号を掲載）
兵庫県	名谷天然温泉 柚耶の里	神戸市	☎ 078-794-3800
中国・四国			
広島県	福山コロナワールド コロナの湯	福山市	http://www.korona.co.jp/WorldTop/fuy/index.asp
山口県	岩国シティビュー ホテル	岩国市	http://www.cityviewhotel.jp/
愛媛県	星乃岡温泉	松山市	http://hoshinooka.net/
九州			
福岡県	コロナの湯 ＜小倉店＞	北九州市	http://www.korona.co.jp/Onsen/kok/index.asp
福岡県	ふくの湯＜早良店＞	福岡市	http://www.fukunoyu.com/
福岡県	ふくの湯＜春日店＞	春日市	http://www.fukunoyu.com/
長崎県	稲佐山温泉ふくの湯	長崎市	http://www.fukunoyu.com/nagasaki_fukunoyu.cgi
長崎県	はさみ温泉 湯治楼	東彼杵郡 波佐見町	http://seisyunnosato.jp/onsen/

会→会員制　女→女性専用

※人工炭酸泉とは、単に炭酸ガスが溶け込んだ湯ではなく、三菱レイヨン・クリンスイ株式会社の人工炭酸泉製造装置を使用して炭酸温水を製造した炭酸温水。医療機関をはじめ、介護施設や温浴施設、エステティックサロン、フィットネスクラブなどで導入されている。

撮影協力　AWABEES
取材協力　三菱レイヨン・クリンスイ株式会社
写真提供　株式会社シナプス（炭酸革命）（P13、68）　シーオーツープラス株式会社（フロム CO2 プレミアマスクⅡ）（P13、68）　株式会社 MTG（炭酸洗顔フォーム プロージョン）（P13、68）　大正製薬株式会社（密）（P30）　前田眞治（P35、65、89）　日本炭酸瓦斯株式会社（ステンレスサイホン）（P38）　株式会社イデアインターナショナル（ソーダスパークル）（P38）　松本市 観光温泉課（白骨温泉）（P91）　一般社団法人有馬温泉観光協会（有馬温泉）（P91）

参考文献

『炭酸パワーで健康になる！』前田眞治著（洋泉社）
『みんなの女性外来　腹痛・便秘がつらいときの本』対馬ルリ子総監修（小学館）
『みんなの女性外来　むくみをとってやせやすくなる本』対馬ルリ子総監修（小学館）
『みんなの女性外来　夏冷え・冬冷えがつらいときの本』対馬ルリ子総監修（小学館）
『図説・人体の構造』ルース・ドーリング・ブルーン、バーテル・ブルーン著、パトリシア・J. ウィン絵（ほるぷ出版）
『標準皮膚科学』池田重雄、荒田次郎、西川武二編集（医学書院）
『図解・よくわかるツボ健康百科』芹澤勝助編著（主婦と生活社）

前田眞治（まえだ・まさはる）

国際医療福祉大学大学院リハビリテーション学分野 教授。医学博士。

1983年、北里大学医学部大学院医学研究科内科学専攻博士課程を修了。北里大学医学部神経内科講師、北里大学医療衛生学部リハビリテーション学科助教授、北里大学東病院リハビリテーション科科長を経て、現職。炭酸水研究の第一人者で、主な著書に『炭酸パワーで健康になる！』（洋泉社）、『老人のリハビリテーション』（医学書院）、『温泉の最新健康学』（悠飛社）がある。

■レシピ・エクササイズ・アロマテラピー指導
神﨑貴子（かんざき・たかこ）

プレミナセラピストスクール校長。さくら治療院院長。スポーツアロマトレーナー、鍼灸あんま指圧マッサージ師、複合的理学療法士などのライセンスを持ち、治療院での施術やプロスポーツ選手のケアを行う。著書に『スポーツアロママッサージ　よくわかる！　実践バイブル』（フレグランスジャーナル社）、共著に『家族のための愛情マッサージ』（地球丸）、『みんなの女性外来』（小学館）、『美容と鍼灸 臨時号』（医道の日本社）がある。

装幀	石間淳
装幀写真	アマナ
本文デザイン	瀬戸冬実
本文イラスト	小野寺美恵
本文写真	大江弘之
校正	滄流社
編集協力	オフィス２０１ （小川ましろ、鳥海紗緒梨）
編集	鈴木恵美（幻冬舎）

やせる！　きれいになる！　炭酸生活

2013年7月10日　第1刷発行

著者	前田眞治
発行人	見城徹
編集人	福島広司
発行所	株式会社幻冬舎 〒151-0051　東京都渋谷区千駄ヶ谷4-9-7 電話　03（5411）6211（編集） 　　　03（5411）6222（営業） 振替　00120-8-767643
印刷・製本所	近代美術株式会社

ISBN978-4-344-90272-5　C2095
Printed in Japan
幻冬舎ホームページアドレス　http://www.gentosha.co.jp/
この本に関するご意見・ご感想をメールでお寄せいただく場合は、
comment@gentosha.co.jpまで。